30 DÍAS DE CHARLAS SOBRE SEXO

CAPACITANDO A SUS HIJOS CON CONOCIMIENTO SOBRE LA INTIMIDAD SEXUAL

POR
EDUCATE AND EMPOWER KIDS

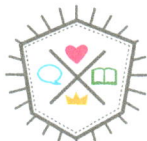

30 Días de Charlas Sobre Sexo
Capacitando a Sus Hijos con Conocimiento sobre la
Intimidad Sexual
Edad 8–11 Años

Rising Parent Media, LLC
© 2017 por Rising Parent Media
Todos los derechos reservados. Publicado en 2017
Impreso en los Estados Unidos de América

21 20 19 18 17   1 2 3 4

ISBN: 978-0-9863708-8-5 (edición en rústica)

Traducción por Kenia Y. López Balderas

El papel utilizado en esta publicación cumple con los requisitos
mínimos de la norma de la American National Standard for Infor-
mation Sciences–relativa a la permanencia del papel utilizado en
publicaciones destinadas a bibliotecas, ANSI Z39.48-1992.

www.educateempowerkids.org

PARA EXCELENTES RECURSOS E INFORMACIÓN, SÍGANOS:

Facebook: www.facebook.com/educateempowerkidsespanol/
Twitter: @EduEmpowerKids
Pinterest: pinterest.com/educateempower/
Instagram: Eduempowerkids

EDUCATE AND EMPOWER KIDS QUIERE AGRADECER A LAS SIGUIENTES PERSONAS QUE CONTRIBUYERON CON SU TIEMPO, TALENTO Y ENERGÍA A ESTA PUBLICACIÓN:

Dina Alexander, MS
Amanda Scott
Jenny Webb, MA
Caron C. Andrews

Ed Allison
Mary Ann Benson, MSW, LSW
Scott Hounsell
Cliff Park, MBA

DISEÑO E ILUSTRACIÓN POR:
Jera Mehrdad

TRADUCCIÓN POR:
Kenia Y. López Balderas

30 DÍAS DE CHARLAS SOBRE SEXO
TABLA DE CONTENIDO

INTRODUCCIÓN

La intimidad sexual es una de las experiencias más grandes para nosotros como seres humanos. Creemos que es imprescindible que usted sea capaz de expresar claramente este sentimiento a su hijo(a). Cada uno de nosotros en Educate and Empower Kids somos padres o madres y, como todos los padres, nos sentimos con la responsabilidad de proporcionar experiencias que sean positivas, que inviten a la reflexión, y de las cuáles nuestros hijos puedan aprender. En el mundo en que vivimos, esto no es una tarea fácil. Nuestro objetivo no sólo es el ofrecerle una oportunidad para iniciar conversaciones sobre temas cruciales, sino también el ayudarle a crear un ambiente en su hogar que anime el tener discusiones abiertas sobre los muchos otros temas que inevitablemente surgirán a medida que su hijo(a) va creciendo. Hablar con su hijo(a) sobre el sexo y la intimidad es una gran manera de abrirle la puerta a otras discusiones importantes. Después de todo, esto es lo que nos hace humanos—esto es parte de lo que hace la experiencia humana hermosa.

El propósito de este programa es ayudarle a establecer y culti-var una comunicación abierta y honesta con su hijo(a) sobre el sexo, la intimidad, los peligros de la pornografía y la perspectiva personal de uno mismo. Creemos que una vez que usted haya comenzado a tener estas conversaciones, usted será capaz de hablar con su hijo(a) acerca de cualquier cosa.

Nuestra misión es capacitar a las familias a crear una conexión profunda y significativa. Los niños en los EE.UU. gastan un pro-medio de 7.5 horas al día haciendo uso de los medios de comu-nicación (Boyse, RN, 2010). Además, de acuerdo con un estudio, el 42% de los niños han sido expuestos a la pornografía en el último año y de ellos, el 67% fueron expuestos a ella por acciden-te (Wolack, et al., 2007). Con la cantidad de sexo y violencia que se encuentra en casi todos los medios de comunicación, nuestros hijos están expuestos; tenemos que preguntarnos qué estamos haciendo para contrarrestar todo lo que los medios muestran.

Con este programa, hemos hecho que sea más fácil para usted el hablar sobre la belleza del amor, el sexo, nuestros cuerpos y las relaciones. Usted puede hablar sobre el sexo en el contexto en el que pertenece; como parte de una relación saludable que también incluye alegría, risa y toda gama de emociones que define la intimidad humana.

Es imperativo que usted comience a tener conversaciones di-arias con un solo tema en mente y que haga cada experiencia, aunque sea breve, verdaderamente significativa.

PARACOMENZAR

Este currículo incluye un libro, un glosario y tarjetas adiciones con temas de conversación. Cada tema es seguido por vari-os puntos importantes. Estos puntos contienen términos para definir y discutir con su hijo(a), así como preguntas o afirma-ciones diseñadas para inspirar conversaciones entre usted y su hijo(a). Hemos incluido definiciones, diálogos de muestra e incluso algunas actividades para que sea sencillo y para ayudar-le a comenzar. Si usted siente que su hijo(a) no está listo para discutir los puntos que figuran en los temas o si siente que el conocimiento de su hijo(a) es más avanzado, tenga en cuenta que también hemos desarrollado este programa de estudios para otros grupos de edad y está disponible para su compra. Es importante discutir las cosas con su hijo(a) basándose en su nivel de madurez; progresando o refiriéndose de nuevo a su propio ritmo.

El trabajo duro ya se ha hecho por usted y no necesita ser un experto(a). De hecho, creemos firmemente que el apoyarse en sus experiencias personales, tanto como errores y aciertos, es una gran manera de utilizar las lecciones de vida para enseñarle a su hijo(a). Si llevadas a cabo correctamente, estas conversaciones le acercarán a su hijo(a) más de lo que jamás podrías haber imaginado. Usted conoce y ama a su hijo(a) más que nadie, por lo que usted tiene que decidir cuándo y dónde llevar estas conversaciones a cabo. Con el tiempo, usted podrá observar y disfrutar de los momentos de enseñanza diariamente con su hijo(a).

Durante la investigación para llevar a cabo este plan de estudios, nuestra vicepresidente tuvo una experiencia al ir de compras con sus hijos. Al pasar junto a una tienda de lencería en el centro comercial con sus dos hijos pequeños, ella decidió aprovechar el momento y explicarles a sus hijos lo que es la imagen corporal, la manipulación de fotos y las representaciones no realistas de las personas en la publicidad. Pronto, usted también podrá reconocer y aprovechar de momentos como estos en su propia vida y su hijo(a) estará mejor informado y más preparado a causa de ellos. Porque la verdad es que su hijo(a) se verá expuesto a los medios de comunicación, y estos cada vez se encuentran más y más sexualizados. Es por esto que usted necesita darle a su hijo(a) un escudo para estar listo y protegido a través de conversaciones sobre lo que realmente es la sexualidad saludable.

Este libro puede ser complementado con las tarjetas adicionales que contienen temas de conversación. Estas tarjetas adiciones son descargables (el código para descargar en línea se encuentra en la parte posterior del libro). En las siguientes páginas usted encontrará diferentes temas con sus puntos importantes, seguido por ideas de otras cosas qué discutir, preguntas y puntos a considerar que puede utilizar cuando converse con su hijo(a). A través de este libro también hemos incluido varios escenarios sugeridos que usted podría practicar su hijo(a) para reflexionar y discutir de situaciones específicas que pudieran surgir en su vida.

A medida en que usted discuta estos temas con su hijo(a), piense en compartir sus ideas y estándares personales o familiares; aliente a su hijo(a) a compartir sus pensamientos y sentimientos. Hable sobre los aspectos emocionales y físicos de cada tema y discuta sobre la seguridad emocional y física. Asegúrese de hacer preguntas para ayudar a que su hijo(a) entienda. Estos temas son puntos de partida. Si surgen conversaciones adicionales o diferentes, continúe esas conversaciones con gusto. Este programa está diseñado para ser personalizado por usted y su hijo(a). El tener conversaciones frecuentes con su hijo(a) es clave para la implementación exitosa de este programa. Recuerde, la meta no sólo es el proporcionar información útil para su hijo(a), sino también para normalizar el proceso de hablar entre sí acerca de estos temas.

Le recomendamos fervientemente que lea a través de los temas sugeridos, puntos importantes, e ideas en este libro antes de conversar con su hijo(a). Aquí hay algunos consejos:

- Planifique con anticipación, pero no cree un gran evento. Tener un plan o planificar de antemano eliminará gran parte de la incomodidad que usted podría sentir al hablar de estos temas con su hijo(a). Al no crear un gran evento, usted estará haciendo que las discusiones se sientan más espontáneas, la experiencia sea más repetible y usted sea más accesible para su hijo(a).

- Considere la edad de su hijo(a), su etapa de desarrollo, y su personalidad en relación con cada tema. De igual manera, considere los valores de su propia familia y su situación individual. Finalmente, con estas consideraciones, adapte este material con el fin de tener la mejor conversación con su hijo(a).

Hay recursos adicionales que se encuentran al final de este libro, así como un glosario para ayudarle a definir los términos utilizados.

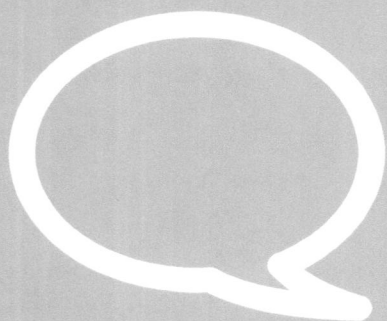

INSTRUCCIONES

SEALAFUENTE

Usted dirige las conversaciones. Hable de las cosas que considere más importantes y permita que la conversación fluya desde allí. Usted ama y conoce a su hijo(a) mejor que nadie, por lo que usted es la persona indicada para juzgar lo que será más eficaz para él, teniendo en cuenta los valores personales, las creencias religiosas, las personalidades de cada uno, y la dinámica familiar. Nuestro objetivo es proporcionar una estructura simple y una guía para saber cómo presentar y discutir variedad de temas. Queremos ayudarle a usted, el padre o la madre, a ser la mejor fuente de información sobre el sexo y la intimidad para su hijo(a). Si usted no discute estos temas, su hijo(a) buscará respuestas en otras fuentes menos fiables y a veces peligrosas como el internet, los medios de comunicación u otros niños.

ENFOQUESEENLAINTIMIDAD

Ayude a su hijo(a) a entender lo increíble y lo unificador que el sexo puede ser. No sólo se enfoque en la mecánica del acto, también dedique una cantidad significativa de tiempo hablando de la belleza del amor y el sexo, de la realidad de las relaciones reales y la forma en que se construyen y mantienen. Los niños están constantemente expuestos a ejemplos de relaciones poco saludables en los medios de comunicación. Muchos de los medios de comunicación están enseñando a su hijo(a) lecciones acerca de la sexualidad y de las interacciones entre las personas que son engañosas, incompletas y poco saludables. La verdadera intimidad emocional rara vez es representada, por lo que es su trabajo dar un buen ejemplo de comportamiento positivo. Usted puede ayudar a su hijo(a) a entender la conexión entre las relaciones saludables y la sexualidad sana cuando usted le da el ejemplo a su hijo(a) de maneras positivas de querer y cuidar de su cuerpo; para protegerlo, tener una actitud positiva hacia él y tomar decisiones favorables para ese cuerpo.

RESPONDALASPREGUNTASDESU HIJO(A)

Si usted se siente avergonzado por la curiosidad y las preguntas de su hijo(a), usted está implicando que hay algo vergonzoso acerca de estos temas Sin embargo, si usted responde a las preguntas de su hijo(a) abierta y honestamente, usted estará demostrando que la sexualidad es positiva y que las relaciones sanas son algo que se buscan cuando sea el momento adecuado. Responda a las preguntas de su hijo(a) honesta y abiertamente, y él aprenderá que usted está disponible no sólo para esa conversación, pero para cualquier otro tema o situación. Está bien si usted no tiene todas las respuestas. Dígale a su hijo(a) que usted encontrará esa información para él; porque es mejor que usted busque en lugar de que su hijo(a) lo haga por sí solo. Le invitamos a que lea nuestros recursos al final de este libro y en nuestra página web en www.educateempowerkids. org para obtener más información sobre estos y otros temas.

SEAPOSITIVO

Elimine el miedo y la vergüenza hacia estos temas de conversación. El sexo es natural y maravilloso, y su hijo(a) debe sentir nada más que positivismo hacia esto a través de usted. Si este tema le hace sentir incómodo(a), trate de ocultarlo siendo pragmático(a). Esto es más fácil de lo que se imagina, ¡solo abra su boca y comience a hablar! Esto será cada vez más fácil con cada conversación que usted tenga con su hijo(a). Después de un par de conversaciones, usted y su hijo(a) comenzarán a disfrutar y a desear de ese tiempo que están pasando juntos. El tomarse el tiempo para hablar de estas cosas le confirmará a su hijo(a) lo importante que él es para usted. Si le hace sentir más cómodo(a), utilice experiencias de su propia vida para comenzar una conversación. Hemos incluido algunos temas difíciles en este libro, pero todos ellos son presentados de una manera positiva e informativa. ¡No se preocupe, estamos con usted en cada paso del camino!

LOQUEUSTEDNECESITASABER

- Este plan de estudios no necesariamente aplica para todos. Usted dirija y conduzca la conversación de acuerdo a su situación en particular.

- Ningún currículo puede cubrir todos los aspectos de la intimidad sexual perfectamente para cada circunstancia individual. Usted se puede preparar con el conocimiento que obtenga de este programa y compartir con su hijo(a) lo que sienta es el más importante para él.

- ¡Este programa fue diseñado para ser simple! Está presentado en tarjetas con puntos importantes que son directos y que ayudan a comenzar conversaciones.

FINALMENTE

Este programa tiene como fin el de inspirarle a tener conversaciones que esperamos le ayuden a fomentar un entorno donde las conversaciones difíciles se hagan más fáciles. Nuestro deseo es que su hijo(a) se sienta con la libertad de hablar con usted sobre cualquier cosa. ¡Este programa es una gran herramienta que a sus hijos les encantará! Tome ventaja de que estas conversaciones le ayudarán a sentirse más cómodo(a) hablando y pasando tiempo con su hijo(a).

Se recomienda designar junto con su hijo(a) y dentro de su hogar una "zona segura", lo que significa que durante estas conversaciones, su hijo(a) debe sentirse libre y seguro para hacer cualquier pregunta y hacer comentarios sin ser juzgado o repercutido. Su hijo(a) debe sentirse con la libertad de ir a la "zona segura" una y otra vez para hablar, confiar y consultar con usted acerca de los temas difíciles a los que él se enfrentará a lo largo de su vida.

Es muy recomendable que, siempre que sea posible, ambos padres estén involucrados en estas conversaciones.

Referencias

Boyse, RN, K. (2010, August 1). Television (TV) and Children. Retrieved November 13, 2014, from http://www.med.umich.edu/yourchild/topics/tv.htm

Wolack, et al. (2007, February 2). Unwanted and Wanted Exposure to Online Pornography in a National Sample of Youth Internet Users. Retrieved November 13, 2014, from http://pediatrics.aappublications.org/content/119/2/247.full

¡A COMENZAR!

8-11

AÑOS

Es dentro de este grupo de edad en que los niños se hacen mucho más conscientes de sus cuerpos. Conocimiento sobre cómo funciona el cuerpo humano, cómo su cuerpo va a cambiar y cómo él puede estar listo para estas cosas puede capacitar a su hijo(a).

Esta edad también es cuando los niños comienzan a tener sentimientos de ser atraídos a otros. Por eso también es importante hablar de las relaciones, el género sexual y la pornografía. Si siente que su hijo(a) no es bastante maduro para entender estos puntos, quizás usted desee consultar el plan de estudios desarrollado para el grupo de edad de 3 a 7 años como punto de partida para aquellas conversaciones particulares.

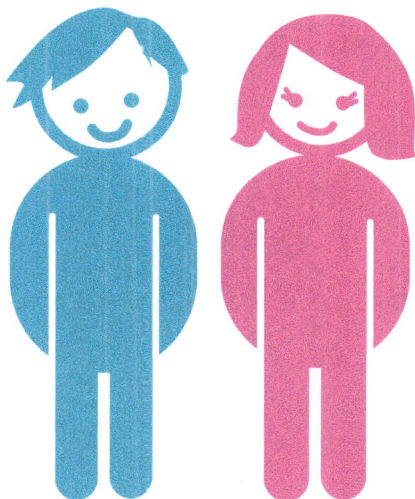

1.
CONVERSACIÓN PÚBLICA VS. PRIVADA

- ¿POR QUÉ ALGUNOS TEMAS SON PRIVADOS?

- PUEDO HACER PREGUNTAS DIFÍCILES A MIS PADRES

- MI HOGAR ES UNA ZONA SEGURA

- ¿ESTÁ BIEN QUE UN ADULTO APARTE DE TUS PADRES DISCUTA SEXO CONTIGO?

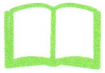

INICIE LA CONVERSACIÓN

Los padres hablan de ciertas cosas con sus hijos a diferentes edades. Recuerde a su hijo(a) que sus hermanos podrían no estar listos para saber la información que usted le está confiando. Recuerde a su hijo(a) que sus amigos pueden no estar listos para hablar de temas como sexo y pubertad, y que sólo deberían hablar de estos temas con sus padres, para evitar confusión. Dé razones del porqué estos temas son privados: los niños pequeños no están listos para oír sobre ello, a algunas personas les incomoda hablar de sexo y sexo no debe ser discutido entre los niños.

PREGUNTAS ADICIONALES A CONSIDERAR

¿Cuándo es un buen momento para tener una conversación privada?

¿Quiénes son personas indicadas para hacer preguntas privadas?

¿Por qué no es una buena idea hablar con mis amigos sobre el sexo?

ESCENARIO DE MUESTRA

Considere describir algunas formas en que los mitos sobre el sexo, partes del cuerpo y otros temas privados se pueden propagar cuando personas desinformadas discuten sobre ellos.

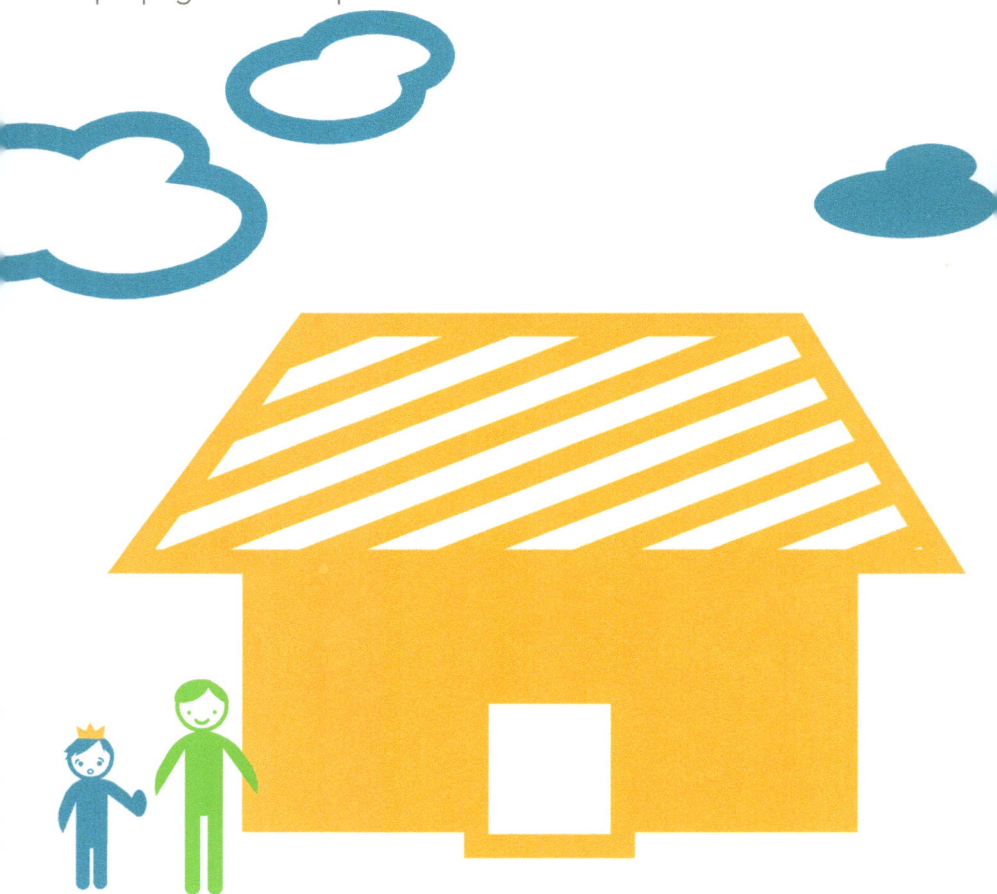

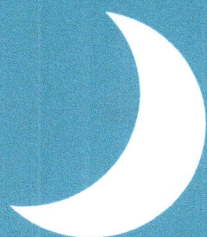

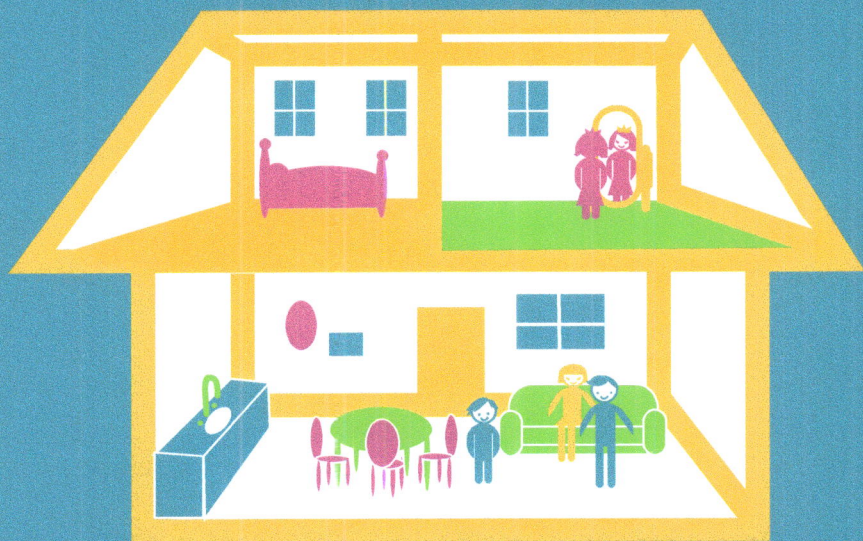

2.
ANATOMÍA MASCULINA

- 💬 PENE
- 💬 TESTÍCULO / ESCROTO
- 💬 ANO

ESCROTO: *La bolsa de piel debajo del pene que contiene los testículos.*

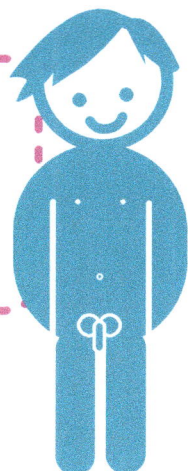

INICIE LA CONVERSACIÓN

Comunique que los órganos sexuales son la forma más fundamental en que los niños se diferencian de las niñas. Tome como referencia el modo en que un doctor determina el sexo de un bebé por una inspección visual. Explique cómo el pene y el escroto se pueden ampliar y contraer con la temperatura corporal. Si tiene un diagrama, ahora puede ser un tiempo bueno para usarlo. Converse sobre los pechos, los pezones y cómo, incluso en los hombres pueden ser sensibles. Describa cómo los pezones pueden ser de muchas formas, tallas y colores. El preguntar a su hijo(a) si él ha escuchado de algunos términos coloquiales es una buena manera de medir si él ha estado hablando de u oyendo sobre el sexo fuera de su casa.

PREGUNTAS ADICIONALES A CONSIDERAR

Hemos hablado de los términos médicamente correctos para estas partes del cuerpo, pero hay muchos términos coloquiales también. ¿Cuáles son algunos que has escuchado?

¿Cuáles son algunas cosas que hacen que los niños y las niñas sean físicamente diferentes?

¿Cuáles son algunas cosas que nos hacen iguales?

3.
ANATOMÍA FEMENINA

- VAGINA
- URETRA
- ANO
- SENOS/PEZONES
- VULVA

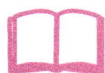

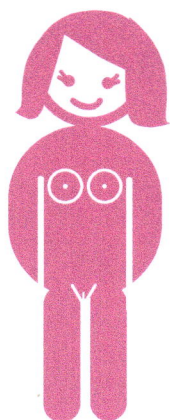

INICIE LA CONVERSACIÓN

Comunique que los órganos sexuales son la forma más fundamental en que los niños se diferencian de las niñas. Tome como referencia el modo en que un doctor determina el sexo de un bebé por una inspección visual. Explique las muchas partes de la vagina y sus usos. Si tiene un diagrama, ahora puede ser un tiempo bueno para usarlo. Si usted está discutiendo este tema con su hija, quizás usted desee animarla a mirar su vagina en un espejo.

Describa cómo el ano se encuentra en la misma área general, pero es completamente diferente de la vagina y no es un órgano sexual. Hable sobre los usos de los senos y los pezones. Describa cómo los pezones pueden ser de muchas formas, tallas y colores. El preguntar a su hijo(a) si él ha escuchado de algunos términos coloquiales es una buena manera de medir si él ha estado hablando de u oyendo sobre el sexo fuera de su casa. Diríjase al glosario para leer definiciones adicionales.

PREGUNTAS ADICIONALES A CONSIDERAR

Hemos hablado de los términos médicamente correctos para estas partes del cuerpo, pero hay muchos términos coloquiales también. ¿Cuáles son algunos que has escuchado?

¿Cuáles son algunas cosas que hacen que los niños y las niñas sean físicamente diferentes?

¿Cuáles son algunas cosas que nos hacen iguales?

4.
PUBERTAD
EN LOS NIÑOS

- **CAMBIOS FÍSICOS: EL CRECIMIENTO DEL CABELLO, SUDOR, CAMBIOS EN LA VOZ**

- **CAMBIOS EMOCIONALES**

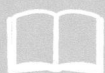

- **EMISIONES NOCTURNAS (O "SUEÑOS HÚMEDOS")**

- **ERECCIÓN ESPONTÁNEA**

📖 **EMISIONES NOCTURNAS:** *Un orgasmo espontáneo que se produce durante el sueño.*

INICIE LA CONVERSACIÓN

Describa cómo los niños en la pubertad comienzan a crecer pelo bajo sus brazos, en el área púbica, y con el crecimiento más grueso en sitios como piernas y brazos y pecho. Las glándulas sudoríparas comienzan a producir más, y el área bajo los brazos podría oler desagradable. El área del pezón y el pecho se pueden hacer sensibles e hincharse un poco. La voz comenzará a hacerse más profunda y, como consiguiente, se puede "quebrar" de vez en cuando. Mencione cómo los jovencitos pueden llegar a ser emocionales y sensibles durante este tiempo debido a cambios hormonales. Si usted está conversando esto con su hijo y él está listo, es posible que usted desee hablar de los sentimientos de excitación y explicar que las reacciones de su cuerpo son completamente normales y no hay por qué sentir vergüenza. Hable sobre maneras de cómo manejar "erecciones espontáneas" en situaciones públicas.

Las emisiones nocturnas o los "sueños húmedos" son una ocurrencia común en esta edad y no hay por qué avergonzarse o sentir pena. La pubertad es un buen momento para que los niños aprendan a utilizar la lavadora para que ellos mismo laven su ropa y sábanas sudadas o húmedas. No se olvide de mencionar que el ducharse frecuentemente (¡o a diario!) se convertirá en una necesidad durante este período de tiempo. Mencione que esto ayuda a todos los jovencitos a verse y sentirse mejor. ¡Hable de las cosas asombrosas que el cuerpo masculino puede hacer!

PREGUNTAS ADICIONALES A CONSIDERAR

¿Has notado algún cambio en su cuerpo? ¿Hay algún cambio en tu cuerpo que estés esperando? ¿Hay alguna duda que tengas acerca de la pubertad? ¿Qué es lo más emocionante de crecer?

¿Has notado que otros niños de tu edad empiezan a cambiar? ¿Cómo te sentirías si no entraras a la pubertad al mismo tiempo que tus amigos?

DIÁLOGO DE MUESTRA

Si es posible, hable acerca de la edad del padre cuando comenzó la pubertad. Hable acerca de cómo esto a veces es un indicador de cuándo la pubertad comenzará un su hijo. Comparta su experiencia.

5.
PUBERTAD
EN LAS NIÑAS

- CAMBIOS FÍSICOS: CRECIMIENTO DEL CABELLO, SUDOR, DESARROLLO DE LOS SENOS

- CAMBIOS EMOCIONALES

- SENTIMIENTOS DE EXCITACIÓN, HUMEDAD Y SECRECIÓN VAGINAL SON NORMALES

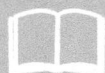

EXCITATIÓN: *La respuesta física y emocional al deseo sexua durante o antes de la actividad sexual.*

INICIE LA CONVERSACIÓN

Describa cómo las jovencitas comienzan a crecer pelo bajo sus brazos, en el área púbica, y con el crecimiento más grueso en sitios como piernas y brazos y pecho. Las glándulas sudoríparas producirán más, y el área bajo los brazos podría oler desagradable. Los senos se volverán tiernos y empezarán a desarrollarse. Describa cómo estos pueden ser de muchas formas, tamaños y colores. Señale que el desarrollo de los pechos puede variar ampliamente en las niñas y es generalmente la señal de la aparición de la pubertad. Mencione cómo las jovencitas pueden llegar a ser emocionales y sensibles durante este tiempo debido a cambios hormonales. Si está discutiendo esto con su hija y ella está lista, es posible que usted desee discutir los sentimientos de excitación y explicar que las reacciones de su cuerpo son completamente normales y no hay por qué sentir vergüenza. La pubertad es un buen momento para que las niñas aprendan a utilizar la lavadora para que ellas mismo laven su ropa y sábanas sudadas o húmedas. No se olvide de mencionar que el ducharse frecuentemente (¡o a diario!) se convertirá en una necesidad durante este período de tiempo. Mencione que esto ayuda a todas las jovencitas a verse y sentirse mejor. ¡Hable de las cosas asombrosas que el cuerpo femenino puede hacer!

PREGUNTAS ADICIONALES A CONSIDERAR

¿Has notado algún cambio en su cuerpo? ¿Hay algún cambio en tu cuerpo que estés esperando? ¿Hay alguna duda que tengas acerca de la pubertad?

¿Qué es lo más emocionante de crecer?

¿Has notado que otras niñas de tu edad empiezan a cambiar? ¿Cómo te sentirías si no entraras a la pubertad al mismo tiempo que tus amigos?

SAMPLE DIALOGUE

Si es posible, hable acerca de la edad de la mamá cuando comenzó la pubertad. Hable acerca de cómo esto a veces es un indicador de cuándo la pubertad comenzará un su hija. Comparta su experiencia.

6.
CICLO MENSTRUAL

- LA EDAD DE LA PRIMERA MENSTRUACIÓN VARÍA AMPLIAMENTE, LA EDAD PROMEDIO ES 12 AÑOS

- EL ÓVULO SE LIBERA MENSUALMENTE

- LA SECRECIÓN (MOCO DE LA VAGINA) PUEDE COMENZAR UNOS 6 MESES ANTES DEL PRIMER PERÍODO

MENSTRUAL PERIOD: *Una descarga de sangre, secreciones y restos de tejidos del útero en periodos de aproximadamente un mes en hembras de edad reproductiva que no están embarazadas.*

INICIE LA CONVERSACIÓN

Si usted tiene un diagrama, ahora puede ser un buen momento para usarlo. Explicación de la menstruación: El óvulo es liberado de los ovarios a través de la trompa de Falopio hacia el útero. Cada mes, la sangre y los tejidos se acumulan en el útero. Cuando el óvulo no es fertilizado, esta sangre y tejido no son necesarios y se desprenden del cuerpo a través de la vagina. Un ciclo dura aproximadamente 28 días, pero puede variar. El tiempo de sangrado dura de 2-7 días. Puede estar acompañado de cólicos, sensibilidad en los senos y sensibilidad emocional. Explique que no hay manera de saber con sólo mirar que a una niña está menstruando. ¡Estar preparada es lo mejor para una jovencita! Discuta las diversas formas de "protección": toallas sanitarias o "almohadillas", tampones (varios tipos de aplicadores y niveles de absorbencia) y vasos menstruales. Explique cómo se usa cada uno. Mencione los cambios de humor que pueden ocurrir durante el período y cómo las diferentes niñas reaccionan de manera diferente a los cambios en los niveles hormonales. Si usted está enseñando esto con su hijo, ayúdelo a entender que las niñas pueden ser sensibles o estar avergonzadas por sus períodos. Diríjase al glosario para leer la definición completa del Ciclo Menstrual.

PREGUNTAS ADICIONALES A CONSIDERAR

¿Qué has escuchado acerca de los períodos menstruales?

¿Cómo puede una chica estar preparada para su período?

¿Cómo puede la gente mostrar más sensibilidad hacia una jovencita durante su período?

DIÁLOGO DE MUESTRA

Si es posible, hable de la edad de la mamá cuando experimentó su primer período. Hable acerca de cómo esto a veces es un indicador de cuándo una hija obtendrá su primer período. Comparta su experiencia.

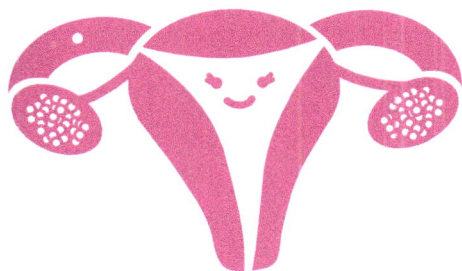

7.

PROCESO FÍSICO DE LAS RELACIONES SEXUALES

- ERECCIÓN

- SENTIMIENTOS DE EXCITACIÓN EN EL CLÍTORIS Y HUMEDAD EN EL ÁREA VAGINAL

- EL PENE SE INSERTA EN LA VAGINA

- LA ESPERMA ES LIBERADA DEL PENE

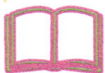

INICIE LA CONVERSACIÓN

Esta es una descripción de las relaciones sexuales entre un hombre y una mujer. Permita que su hijo(a) guíe esta conversación para que usted pueda saber cuánta información él está preparado para recibir. Comience preguntando a su hijo(a) lo que sabe acerca de la palabra "sexo". Utilice sus instintos para medir la cantidad de información que su hijo(a) está listo para recibir. Si su hijo(a) parece estar listo (él menciona que sus amigos han estado hablando de sexo en el patio de recreo o está haciendo preguntas más específicas), comience con lo básico y hable abstractamente: "Un hombre y una mujer tienen partes del cuerpo que se complementan..." Su hijo(a) notará si usted está incómodo(a), así que trate de relajarse. ¡Hable de esto de manera natural, como si le explicase algo simple a su hijo(a)!

PREGUNTAS ADICIONALES A CONSIDERAR

¿Qué has escuchado acerca del sexo? ¿Qué preguntas tienes sobre las relaciones sexuales?

¿Por qué es bueno esperar a tener sexo hasta que estés en una relación comprometida?

DIÁLOGO DE MUESTRA

Comience por preguntarle a su hijo(a) lo que él sabe acerca de la palabra sexo. Un hombre y una mujer tienen partes del cuerpo que se complementan...

8.
ASPECTOS EMOCIONALES DEL SEXO

- EL SEXO PUEDE SER UNA EXPRESIÓN NATURAL DEL AMOR EMOCIONAL

- EL SEXO PUEDE CREAR CONFUSIÓN Y DAÑO SI NO ESTÁ ACOMPAÑADO POR EL AMOR

- EL SEXO PUEDE SER UNA FUERZA VINCULANTE EN UNA RELACIÓN

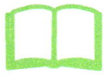

INICIE LA CONVERSACIÓN

Hable del por qué sólo besamos a la gente que nos gusta o a quién amamos. Recuerde a su hijo(a) de los buenos sentimientos que recibimos a través de los abrazos. Explique cuándo su hijo(a) esté listo que éstas son las mismas razones por las que el sexo es mejor dentro de una relación con compromisos. Reitere el hecho de que los jovencitos a esta edad no están emocionalmente listos para tener relaciones sexuales. Discuta con su hijo(a) sus propios valores familiares y personales y las creencias sobre cuándo y con quién es apropiado tener relaciones sexuales.

INICIE LA CONVERSACIÓN

¿Por qué amar a alguien hace que la gente desee expresar ese amor de una manera física? ¿Por qué es bueno esperar a tener sexo hasta que tú estés en una relación con compromisos?

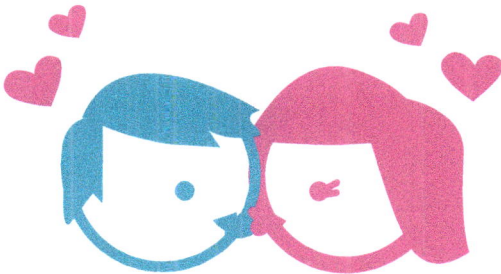

9.
LAS RELA-CIONES SON BUENAS Y MARAVILLOSAS

- MONOGAMIA

- BENEFICIOS EMOCIONALES Y ESPIRITUALES DE LA MONOGAMIA

- BENEFICIOS PARA LA SALUD DE LA MONOGAMIA

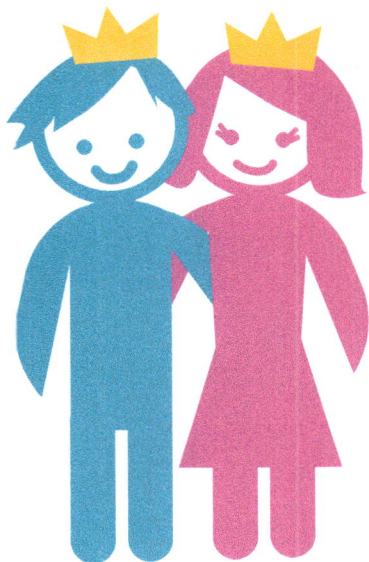

INICIE LA CONVERSACIÓN

No hay un indicador perfecto que confirme cuando alguien está preparado para tener una relación, pero la edad, el nivel de madurez, la responsabilidad personal y el nivel de compromiso de alguien son buenos indicadores de estar preparado. Hable sobre su opinión personal sobre este tema. La monogamia es una relación sexual entre dos personas, excluyendo a todas las demás. Hable acerca de los beneficios emocionales (conexión) y los beneficios para la salud (menos riesgos de contraer ITS).

PREGUNTAS ADICIONALES A CONSIDERAR

¿Qué es lo bueno de estar en una relación?

¿Cómo comienzan las relaciones?

10.
¿CÓMO SE VE UNA RELACIÓN SALUDABLE?

- UNA RELACIÓN SANA INCLUYE UNA BUENA COMUNICACIÓN

- NO ESTÁ BIEN DAÑAR FÍSICAMENTE A OTRA PERSONA

- EL ABUSO PUEDE SER EMOCIONAL, MENTAL Y / O FÍSICO

- AMBAS PERSONAS EN UNA RELACIÓN MERECEN RESPETO Y DIGNIDAD

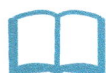

INICIE LA CONVERSACIÓN

Indique que nadie merece abuso. Explique que hay diferentes tipos de abuso. Recuerde a su hijo(a) que ambas personas en cualquier relación son iguales.

PREGUNTAS ADICIONALES A CONSIDERAR

¿Qué adultos conoces que tienen una relación saludable?

¿Por qué es importante que las personas en cualquier tipo de relación se traten mutuamente con respeto?

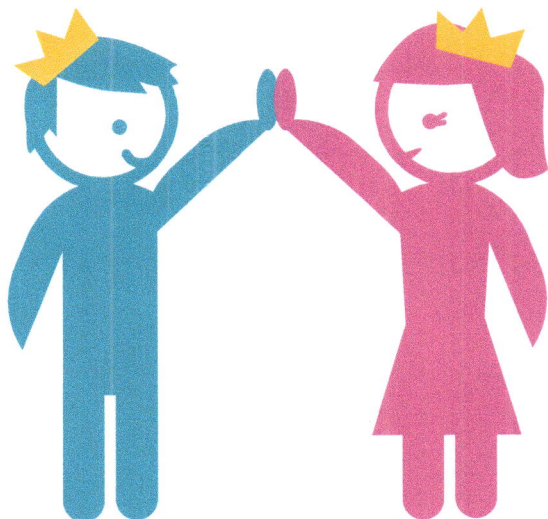

11.
AMOR
ROMÁNTICO

- ¿QUÉ ES EL AMOR ROMÁNTICO?

- ¿CÓMO ES ESTO DIFERENTE DE OTROS TIPOS DE AMOR?

- ¿CÓMO LAS PERSONAS DEMUESTRAN EL AMOR ROMÁNTICO?

INICIE LA CONVERSACIÓN

Explique que el amor romántico es diferente de la atracción física. Describa cómo una persona puede ser físicamente atraída hacia otra persona sin enamorarse. Comunique a su hijo(a) que es normal amar a amigos y querer pasar tiempo juntos. Dé ejemplos de cómo la gente expresa amor romántico, por ejemplo: besarse, salir en citas, mirar fijamente en los ojos del otro, etc. Describa lo que el amor romántico significa para usted. Discuta el amor romántico como algo que sucede entre las personas mayores.

PREGUNTAS ADICIONALES A CONSIDERAR

¿Cómo se siente el enamoramiento?

AMOR ROMÁNTICO:

Una forma de amor que denota intimidad y un fuerte deseo de conexión emocional con otra persona a la que generalmente también está atraído sexualmente.

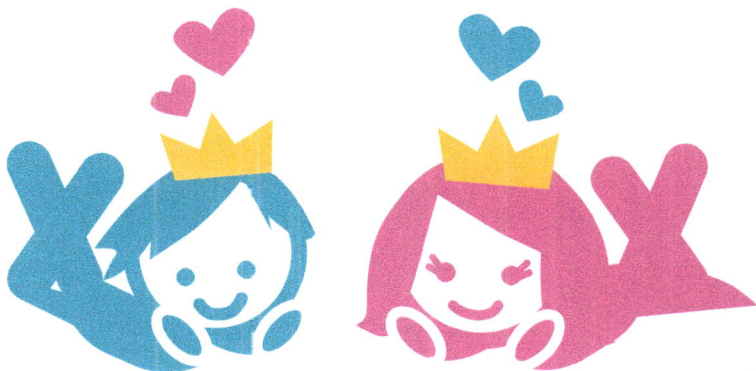

12.
FAMILIAS
DE DIFERENTES
TIPOS

- HAY DIFERENTES TIPOS DE FAMILIAS

- ALGUNOS NIÑOS SON CRIADOS POR SUS ABUELOS O TÍOS U OTROS MIEMBROS DE LA FAMILIA

- ALGUNOS NIÑOS SON CRIADOS POR UN SOLO PADRE

- ALGUNOS NIÑOS SON CRIADOS POR DOS PAPÁS / DOS MAMÁS

- ALGUNOS NIÑOS SON CRIADOS POR UNA MADRE Y UN PADRE

INICIE LA CONVERSACIÓN

Explique a su hijo(a) los diferentes tipos de familias y por qué hay muchas. Explique por qué es importante que su hijo(a) apoye a amigos que tengan diferentes tipos de familia y que nunca los haga sentir tristes o avergonzados.

PREGUNTAS ADICIONALES A CONSIDERAR

¿Cómo describirías a tu familia?

¿A quiénes conocemos que tengan una familia diferente a la nuestra?

¿Cómo comparas su vida o su horario con el tuyo?

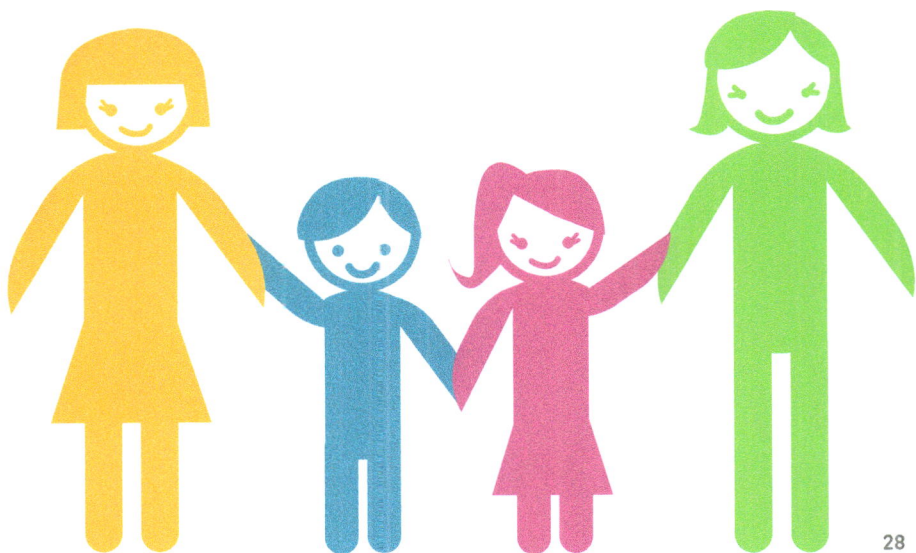

13.
ROLES DE GÉNERO

- ¿LOS CHICOS Y LAS CHICAS TIENEN INTERESES TÍPICOS?

- ESTÁ BIEN QUE LOS NIÑOS Y LAS NIÑAS HAGAN ACTIVIDADES QUE LES INTERESE HACER

- NO DEJES QUE LOS ESTEREOTIPOS DE LOS ROLES DE GÉNERO IMPIDAN QUE PRUEBES ALGO NUEVO

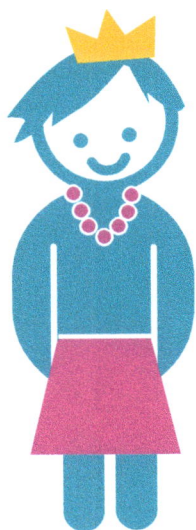

ROL DE GÉNERO:

El modelo de conducta masculina o femenina de un individuo que es definido por una cultura particular y que está determinado en gran medida por la crianza del niño.

INICIE LA CONVERSACIÓN

Fomente una buena conversación sobre los estereotipos y los roles típicos de hombres y mujeres. Explique que aunque nuestros cuerpos son diferentes en formas fundamentales, las mujeres y los hombres pueden realizar todas las mismas tareas igualmente bien. Comparta sus pensamientos personales.

PREGUNTAS ADICIONALES A CONSIDERAR

¿Está bien que los chicos estén interesados en lo que se piensa que son cosas típicamente femeninas y que las chicas se interesen por las cosas típicamente masculinas?

¿Quién decide qué es lo correcto para cada individuo?

14.
IDENTIFICACIÓN SEXUAL

- ERES INDIVIDUAL Y ÚNICO(A)

- AMAR A TUS AMIGOS ES DIFERENTE DE ESTAR "ENAMORADO(A)"

- TU SEXUALIDAD ES UNA PARTE INTEGRAL DE TI PERO NO DEFINE QUIÉN ERES

- TEN CUIDADO DE NO TENER TU SEXUALIDAD DEFINIDA POR INFLUENCIAS EXTERNAS (AMIGOS, MEDIOS DE COMUNICACIÓN, ETC.)

INICIE LA CONVERSACIÓN

Explique las diferentes identificaciones sexuales: heterosexuales, homosexuales, lesbianas, bisexuales, transgénero, intersexuales y asexuales. Describa cómo el identificarse a uno mismo como cualquiera de estos no estrictamente define a una persona. Explique la diferencia entre el amor entre amigos y la atracción sexual. Deje claro que el gustar de alguien o ser fan de alguien que es gay (un amigo o en la TV) no hace a alguien gay. La sexualidad de una persona no debe ser influenciada por alguien ni por nada. Pregunte a su hijo(a) cuáles son sus pensamientos sobre el tema. Reitere que nunca debemos maltratar a las personas por ser diferentes. Comparta sus pensamientos personales y familiares, y las normas sobre el tema.

PREGUNTAS ADICIONALES A CONSIDERAR

¿Qué significa LGBTQ?

¿Qué significa ser gay?

¿En qué se diferencian las personas homosexuales y heterosexuales?

¿Cómo los que se identifican como gay (o cualquiera de los otros términos mencionados anteriormente) no son diferentes de los demás en absoluto?

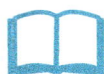

IDENTIFICACIÓN SEXUAL: *Cómo uno piensa de sí mismo en términos de con quién está románticamente o sexualmente atraído.*

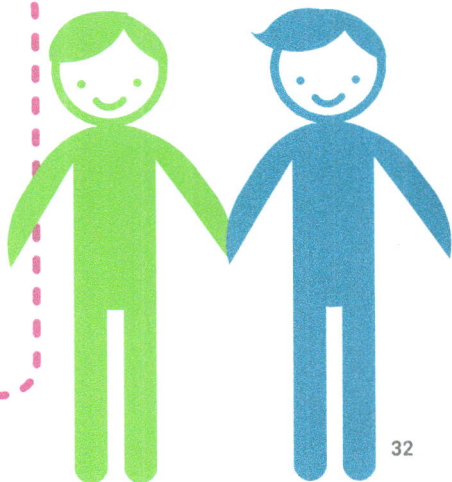

15.
¿A QUÉ EDAD ALGUIEN ESTÁ PREPARADO PARA TENER UNA RELACIÓN SEXUAL?

- ETAPAS DE UNA RELACIÓN FÍSICA: TOMARSE DE LAS MANOS, ABRAZOS, BESOS, CARICIAS, SEXO

- LA GENTE ESTÁ LISTA PARA ESTAS ETAPAS A DIFERENTES EDADES

- LOS NIÑOS NO ESTÁN FÍSICA O EMOCIONALMENTE LISTOS PARA TENER UNA RELACIÓN SEXUAL

INICIE LA CONVERSACIÓN

Discuta con su hijo(a) la progresión física natural de una relación sexual SANA. Explique que una relación sexual sana es aquella en la que ambas partes se sienten igualmente respetadas. Hable de cómo muchas relaciones sexuales sanas empiezan como amistades y comienzan con pequeños actos de intimidad sexual (besos, abrazos, caricias) antes de pasar a actos más íntimos como las relaciones sexuales. Explique que el estar preparado(a) para esta progresión depende de la edad, el nivel de madurez, la responsabilidad personal y el nivel de compromiso de algui-en. Reitere sus normas personales o familiares sobre este tema.

PREGUNTAS ADICIONALES A CONSIDERAR

¿A qué edad piensas que está bien empezar a tener relaciones sexuales?

¿Hay una edad adecuada para todos? ¿Qué factores deben ser considerados para determinar si alguien está listo para tener sexo?

16.
CURIOSIDAD

- TENER CURIOSIDAD SOBRE EL SEXO, EL CUERPO EN DESARROLLO Y LOS CUERPOS DE OTROS ES COMPLETAMENTE NORMAL

- LOS NIÑOS NUNCA DEBEN SENTIRSE AVERGONZADOS POR SER CURIOSOS

- ES IMPORTANTE SABER CON QUIÉN HABLAR SOBRE TU CURIOSIDAD Y HACER PREGUNTAS

- LOS PADRES SON LA MEJOR FUENTE DE INFORMACIÓN Y NO TE HACEN SENTIR AVERGONZADO

INICIE LA CONVERSACIÓN

Es muy importante nunca hacer que los niños se sientan avergonzados por ser curiosos. Es completamente natural. Valide la
conciencia de su hijo(a) y responda a sus preguntas honesta y
completamente. Haga que su hijo(a) se sientan lo más cómodo
posible cuando él acuda a usted con preguntas. Recuerde a su
hijo(a) que su hogar es una zona segura donde las preguntas
siempre son bienvenidas.

PREGUNTAS ADICIONALES A CONSIDERAR

¿Cuáles son algunas cosas de tu cuerpo que te dan curiosidad?

¿Qué más te da curiosidad?

DIÁLOGO DE MUESTRA

Comparta una experiencia con su hijo(a) acerca de un momento
en que usted tuvo curiosidad acerca de algo.

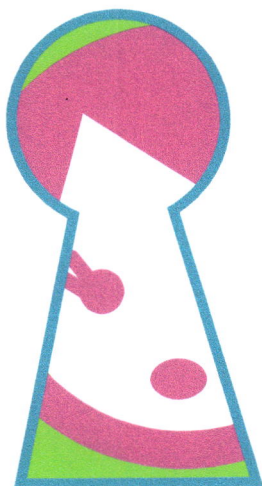

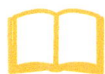

CURIOSIDAD:
*El deseo de aprender
o saber más acerca de
algo o alguien.*

17.
MASTURBACIÓN

- 🗨 **LA MASTURBACIÓN ES LA AUTO-ESTIMULACIÓN DE LOS GENITALES**

- 🗨 **ALGUNAS PERSONAS LO HACEN PARA LOGRAR EL ORGASMO**

- 👑 **¿ESTÁ BIEN QUE LOS NIÑOS SE MASTURBEN?**

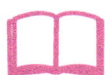

ORGASMO: *Las contracciones musculares rítmicas en la región de la pelvis que se producen como resultado de la estimulación sexual, la excitación y actividad durante el ciclo de la respuesta sexual. Los orgasmos se caracterizan por una liberación repentina de tensión sexual acumulada y por el placer sexual resultante.*

INICIE LA CONVERSACIÓN

Discuta con su hijo(a) sus opiniones personales sobre la masturbación. Explique qué es la privacidad y los tiempos apropiados, lugares, etc. Discuta la posibilidad de la adicción. Todo el mundo tiene opiniones diferentes en cuanto a la masturbación. A pesar de que (médicamente) este comportamiento puede ser una parte normal del desarrollo de un niño, para algunos, hay otras razones por las que los padres pueden desalentar la masturbación. Independientemente de cómo usted decida hablar sobre la masturbación con su hijo(a), es importante hacerle saber que él es amado.

Pregunte a su hijo(a) qué términos coloquiales él ha escuchado que se refieren a la masturbación. Explique a qué se refieren estos términos. Si su hijo(a) no han escuchado alguno, hable de los impulsos que los niños sienten cuando comienzan la pubertad y de lo normal y natural que son esos sentimientos. Hable acerca de cómo él puede controlar esos impulsos.

PREGUNTAS ADICIONALES A CONSIDERAR

¿Cuál es el momento y el lugar apropiado para la masturbación?

18.
LOS NIÑOS NO TIENEN SEXO

- LOS CUERPOS DE LOS NIÑOS NO ESTÁN LISTOS PARA EL SEXO

- LOS NIÑOS NO ESTÁN EMOCIONALMENTE LISTOS PARA EL SEXO

- SIEMPRE TIENES EL DERECHO DE DECIR "¡NO!"

INICIE LA CONVERSACIÓN

Un adulto de confianza nunca debe decir que el sexo es normal para los niños. Los cuerpos de los niños no están físicamente maduros y listos para el sexo. Los niños también tienen una capacidad emocional diferente de los adultos. Estas son las razones por las que los niños NO tienen relaciones sexuales. Es ilegal que alguien tenga relaciones sexuales con un niño.

PREGUNTAS ADICIONALES A CONSIDERAR

¿Qué debes hacer si alguien te dice que el sexo es normal para los niños? ¿Por qué crees que alguien diría eso?

¿Qué debes hacer si alguien te pide que tenga relaciones sexuales o intente tocar las partes privadas de tu cuerpo?

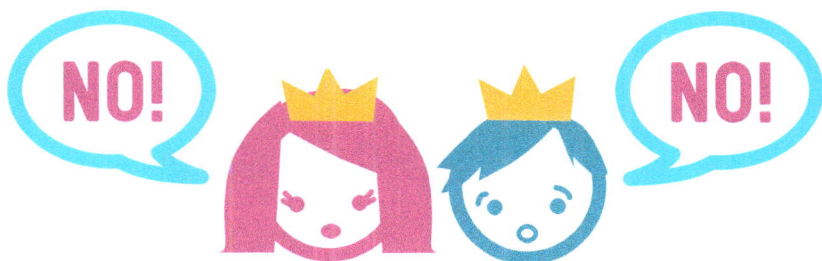

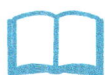

NIÑO(A):
Una persona entre el nacimiento y crecimiento completo.

19.
QUÉ HACER SI ALGO TE HA PASADO—CON QUIÉN HABLAR

- UN NIÑO(A) SIEMPRE DEBE DECIRLE A ALGUIEN DE INMEDIATO SI ÉL ALGUNA VEZ HA SIDO TOCADO DE UNA MANERA QUE LE HACE SENTIR INCÓMODO

- ¿CON QUIÉN DEBES HABLAR SI ALGUIEN TE TOCA DE ESTA MANERA?

- ADULTOS DIGNOS DE CONFIANZA PUEDEN INCLUIR DOCTORES, POLICÍAS Y PADRES

- NI SIQUIERA LOS ADULTOS DE CONFIANZA DEBEN HACERTE SENTIR INCÓMODO

- NO ESTARÁS EN PROBLEMAS Y TE CREERÁN

INICIE LA CONVERSACIÓN

Asegúrese de que su hijo(a) entienda que él NO está en problemas y el por qué es importante hablar con un adulto de confianza si algo le ha pasado. Es importante buscar señales físicas cuando su hijo(a) acuda a usted para contarle de algo que le pasó. Informe a su hijo(a) que es importante saberlo de inmediato, pero también que nunca es demasiado tarde. Dele la seguridad de que a él siempre se le creerá lo que diga.

Hable de los adultos en la vida de su hijo(a) en los que usted confía. Pídale a su hijo(a) que liste algunas personas en las que él confía. Confirme o corrija esta lista de personas. Recuerde a su hijo(a) que a veces los niños, tocan o abusan de otros niños. Comente con su hijo(a) lo que se puede hacer en estas circunstancias.

PREGUNTAS ADICIONALES A CONSIDERAR

¿Alguna vez alguien te ha tocado de una manera que te hizo sentir incómodo?

¿Qué harías si te sucediera esto?

¿Quiénes son los adultos en los que podemos confiar? ¿Hay alguien que te haga sentir incómodo?

DIÁLOGO DE MUESTRA

Hable acerca de qué hacer si su hijo(a) denuncia un comportamiento inapropiado a un adulto, y este adulto lo ignora. Discuta las opciones en este escenario, como encontrar a otro adulto o llamar a alguien en su lista de adultos de confianza.

20.
CÓMO LOS DEPREDADORES MANIPULAN A LOS NIÑOS

- ♛ ¿QUÉ SIGNIFICA QUE UN DEPREDADOR MANIPULE A LOS NIÑOS PARA ABUSAR DE ELLOS SEXUALMENTE?

- 💬 LOS DEPREDADORES SON A MENUDO PERSONAS QUE CONOCES

- 💬 ESCUCHA TUS INSTINTOS

- 💬 LOS NIÑOS NUNCA DEBEN GUARDAR SECRETOS DE SUS PADRES SOBRE SEXO

INICIE LA CONVERSACIÓN

Los depredadores pueden tratar de ganar la confianza de la víctima, y luego empezar a desensibilizar al niño al contacto físico mediante el uso de un toque inocente, cariñoso, como una palmadita en la espalda o un apretón de un brazo, al principio. Los depredadores a veces pueden ser "amigos" o compañeros, aislar a sus víctimas, y tratar de llenar un vacío en la vida del niño. Recuerde a su hijo(a) que nadie tiene el derecho de tocarlo sin su consentimiento, ni siquiera parientes o amigos adultos. Considere el no obligar a su hijo(a) a mostrar afecto si él no quiere. Hable específicamente acerca de sus reglas familiares de salir o pasar tiempo solo con adultos y adolescentes que no están en la "lista de adultos de confianza" y de señales de advertencia que su hijo(a) debe buscar en otros. Hable sobre la importancia de escuchar y obedecer a nuestros instintos. Este también podría ser un buen momento para hablar sobre el guardar secretos.

PREGUNTAS ADICIONALES A CONSIDERAR

¿Hay alguien que te haga sentir incómodo?

Si alguien te pide que guardes un secreto, ¿cómo te hace sentir?

Si el secreto te hace sentir incómodo, debes decirle a un adulto en quien confías.

DIÁLOGO DE MUESTRA

Pregunte a su hijo(a) lo que haría si alguien tratara de atraerlo a un automóvil o a un lugar donde él no conoce.

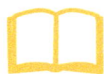

DEPREDATOR: *Un depredador sexual es alguien que busca obtener contacto sexual a través de la caza. El término se utiliza a menudo para describir los métodos engañosos y coercitivos utilizados por las personas que cometen crímenes sexuales donde hay una víctima, como violación o abuso infantil.*

21.
CÓMO
DECIR "NO"

- 💬 **PUEDES DECIR "NO" A QUIÉN SEA**

- 👑 **¿CUÁNDO ES MUY IMPORTANTE DECIRLE "NO" A ALGUIEN?**

- 💬 **PRACTICA DICIENDO "NO" FUERTE Y FIRMEMENTE**

- 💬 **INCLUSO SI TÚ HAS HECHO ALGO EN EL PASADO, NO SIGNIFICA QUE TIENES QUE HACERLO DE NUEVO**

INICIE LA CONVERSACIÓN

Explique cuándo es que usted espera que su hijo(a) sea obedi-ente—por ejemplo, cuando se le pida que limpie una habitación o que recojan ropa sucia. Describa los momentos en que él tendrá que tener el valor de decir "NO" a un adulto. Discuta dif-erentes tipos de situaciones peligrosas que su hijo(a) se pudiera encontrar: como cuando él se siente incómodo por algo que al-guien hace o dice. Explique a su hijo(a) que es importante saber no solo a quiénes decir "no", pero en qué situaciones. Practiquen juntos el gritar "¡NO!" Su hijo(a) necesita tener el coraje de decir no en una situación peligrosa.

PREGUNTAS ADICIONALES A CONSIDERAR

Si alguien te pidiera que te quitaras la ropa o un extraño te pi-diera que subieras a su auto, ¿qué harías? (Grita ¡NO!, y corre a un adulto de confianza).

¿Por qué es esto tan importante?

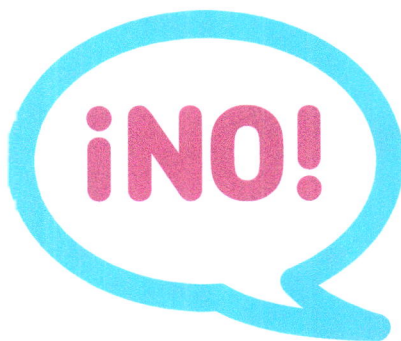

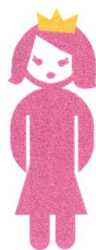

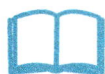

¡NO!

CONSENTIMIENTO: *Un acuerdo claro o permiso que permite algo o para hacer algo.*

22. TÚ TIENES INSTINTOS. ESTOS TE MANTIENEN A SALVO

- **LOS INSTINTOS SON PARTE DE NOSOTROS Y PUEDEN MANTENERNOS A SALVO**

- **LOS INSTINTOS PUEDEN AYUDARNOS A TOMAR BUENAS DECISIONES**

- **¿QUÉ SIGNIFICA TENER UNA SENSACIÓN DE "INCOMODIDAD"? / ¿ALGUNA VEZ HAS TENIDO ESA SENSACIÓN DE "INCOMODIDAD" O DE "MIEDO"?**

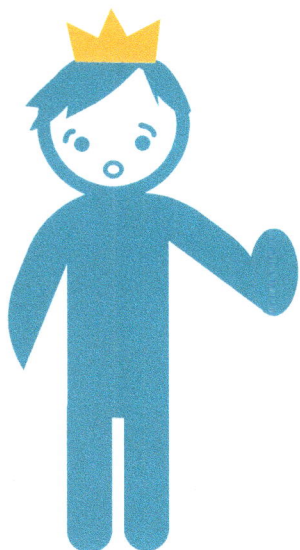

INSTINTO:

Una inclinación inherente hacia un comportamiento particular. El comportamiento que se lleva a cabo sin que se base en la experiencia previa es instintivo.

INICIE LA CONVERSACIÓN

Es bueno ser sensible a esto. Describa algún escenario para su hijo(a) como el ver una gran araña o una serpiente o alguien saltando con la intención de asustarlo para describir lo que son los instintos. Pregunte a su hijo(a) si él ha sentido una "corazonada" o algún otro instinto, ya sea positivo o negativo. Hable acerca de cómo podemos ser más sensibles a estos sentimientos.

PREGUNTAS ADICIONALES A CONSIDERAR

¿Cómo se sienten los instintos?

¿Qué significa tener una sensación de incomodidad? ¿Alguna vez has tenido esa sensación de incomodidad?

ESCENARIO DE MUESTRA

Describa para su hijo(a) alguna experiencia cuando su instinto le ayudó. Describa algún escenario como el ver una gran araña o una serpiente o alguien saltando con la intención de asustarlo para describir lo que son los instintos.

23.
PORNOGRAFÍA

- ¿QUÉ ES LA PORNOGRAFÍA?

- ¿ALGUNA VEZ HAS VISTO ALGO PORNOGRÁFICO?

- LA PORNOGRAFÍA ES PERJUDICIAL PARA LAS PERSONAS, LAS RELACIONES Y LA SOCIEDAD

- DESARROLLE UN PLAN PARA SABER QUÉ SI SU HIJO(A) ESTÁ EXPUESTO A LA PORNOGRAFÍA

INICIE LA CONVERSACIÓN

A esta edad temprana, es especialmente importante que los niños desarrollen un sano sentido de su propia integridad física. Como tal, las reglas arbitrarias con respecto a la desnudez como "Siempre es malo estar desnudo" pueden causar daño no intencional promoviendo un sentido subyacente de vergüenza e incluso aborrecimiento en cuanto al cuerpo. Defina qué es la pornografía y sus usos. Explique que a veces se utiliza para ayudar con el abuso sexual de los niños. Aclare que no es romántico o no tiene nada que ver con el amor en lo absoluto. Describa cómo es adictiva. Formule un plan para saber qué hacer si su hijo(a) ve pornografía (por ejemplo, "mira hacia otro lado", "encuentra a un adulto de confianza", "cuéntale a tu padre/madre"). La mayoría de la pornografía se ve ahora en dispositivos móviles como teléfonos inteligentes y tabletas; prepare a su hijo(a) para esta probabilidad.

Comience preguntando a su hijo(a) si él sabe lo que es la pornografía. Pregunte a su hijo(a) si él alguna vez ha visto pornografía. Comparta sus normas personales o familiares sobre la pornografía.

PREGUNTAS ADICIONALES A CONSIDERAR

¿Alguna vez has visto pornografía? ¿Qué debes hacer si ves pornografía?

¿Cuáles son algunos lugares donde podrías ver pornografía? (Al hacer la tarea, en el autobús escolar, en la casa de un amigo, etc.)

ESCENARIO DE MUESTRA

Pruebe con una representación aquí usando a un amigo con un dispositivo móvil como un ejemplo y hable acerca de cómo su hijo(a) debe reaccionar al ver una imagen pornográfica.

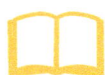

PORNOGRAFÍA: *La representación de contenido sexual explícito con el propósito o intención de provocar excitación sexual.*

24.
SEXTING Y LAS REDES SOCIALES

♛ **¿QUÉ SON MENSAJES SEXUALMENTE EXPLÍCITOS?**

💬 **INCLUSO EL RECIBIR INOCENTEMENTE UNA FOTOGRAFÍA DE UN DESNUDO PUEDE METERTE EN PROBLEMAS POR EL SOLO TENERLA**

💬 **LA GENTE HA UTILIZADO LAS IMÁGENES DE SEXTING PARA CONSEGUIR QUE OTROS ENTREN EN PROBLEMAS**

💬 **DISCUTA LAS REGLAS DE SU CASA PARA USAR LAS REDES SOCIALES Y LOS TELÉ FONOS CELULARES**

♛ **¿POR QUÉ CREES QUE ESTAS REGLAS SON IMPORTANTES?**

♛ **¿QUÉ DEBES HACER SI RECIBES MENSAJES / IMÁGENES SEXUALES EN LÍNEA O EN TU TELÉFONO?**

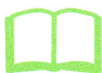

INICIE LA CONVERSACIÓN

Revise las reglas de su hogar relacionadas al uso de los teléfonos celulares y las redes sociales. Considere la posibilidad de instalar filtros y bloqueadores en su computadora y en el teléfono de su hijo(a) si aún no lo ha hecho. Indique las reglas de lo que sucede si su hijo(a) recibe una foto o una mensaje inapropiado. Explique por qué esto es necesario, citando los puntos importantes mencionados al comienzo de esta lección. Hable sobre maneras para tratar de evitar recibir este tipo de mensajes (por ejemplo, solo comparta su información de contacto a personas de confianza y no abra correos electrónicos o mensajes de remitentes desconocidos).

PREGUNTAS ADICIONALES A CONSIDERAR

¿Sabes qué son los mensajes sexualmente explícitos?

¿Alguna vez has recibido un mensaje sexualmente explícito?

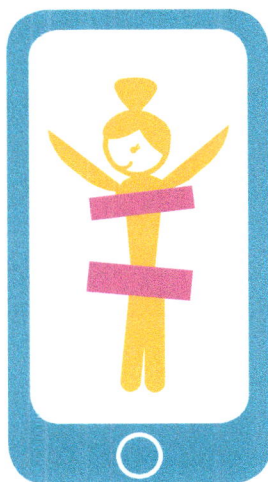

25.
SER CON-OCEDOR DE LOS MEDIOS

🗨 LOS MEDIOS DE COMUNICACIÓN PUEDEN INFLUIR EN LA IMAGEN DE TU CUERPO SI LO PERMITES

🗨 LAS PERSONAS EN LAS IMÁGENES QUE LOS MEDIOS DE COMUNICACIÓN MUESTRAN SON CASI SIEMPRE ALTERADAS POR AERÓGRAFO O CON PHOTOSHOP

🗨 LA GENTE VIENE EN TODAS LAS FORMAS Y TAMAÑOS PORQUE NO TODOS CAEN EN UNA DEFINICIÓN ÚNICA Y ESTRECHA DE LA BELLEZA

INICIE LA CONVERSACIÓN

Enseñe a su hijo(a) a cuestionar lo que él ve en los medios de comunicación (revistas, el internet, etc). Pregunte a su hijo(a) si él alguna vez ha tenido un pensamiento negativo sobre su cuerpo. ¿De dónde vino es pensamento? Hable sobre maneras de contrarrestar lo que ven los niños todos los días. Por ejemplo: usar la auto-conversación positiva, conocer la verdad sobre las imágenes de los medios de comunicación, etc. Hable sobre el hecho de que los comerciales están intentando vender un producto y que siempre debemos estar atentos al mensaje subyacente de estos.

PREGUNTAS ADICIONALES A CONSIDERAR

¿Cuál fue el último anuncio comercial que viste?

¿Qué estaba tratando de vender?

¿Cómo era la actriz o actor?

¿Cómo las imágenes en el comercial eran híper-sexualizadas o híper-masculinas?

¿Te hizo querer comprar el producto?

Después de considerar el anuncio de esta forma, ¿cómo te hace ver los comerciales de manera diferente?

ESCENARIO DE MUESTRA

Observe un anuncio comercial con su hijo(a) y aliéntelo a que deconstruya las imágenes y los mensajes que contiene.

HYPER-SEXUALIZED: *To make extremely sexual; to accentuate the sexuality of. Often seen in media.*

26.
IMAGEN
CORPORAL

- DESARROLLAR UNA IMAGEN CORPORAL SALUDABLE MEJORA NUESTRA AUTOESTIMA

- ¿CÓMO AFECTA LA IMAGEN CORPORAL A TU SENTIDO DE VALOR INHERENTE COMO SER HUMANO?

- ¿CÓMO TE VES A TI MISMO?

INICIE LA CONVERSACIÓN

No sugiera a su hijo(a) que él puede estar insatisfecho con su cuerpo. Hable sobre los problemas de imagen corporal que están presentes o cuando estos se presenten en el futuro con el desarrollo físico de su hijo(a). Discuta que es importante mantenerse saludable. Las imágenes fotografiadas en los medios muestran estándares imposibles que nadie puede alcanzar, ni siquiera la gente en las imágenes. Consulte el tema "Ser Conocedor de los Medios". Apoye a su hijo(a) explicando que mientras que la apariencia puede parecer extremadamente importante, en realidad es una parte muy pequeña de quiénes somos. Exhorte a su hijo(a) a darse cuenta de que él decide su valor, no los medios o el espejo. Enseñe a su hijo(a) que él es de inmenso valor con el sólo hecho de existir.

PREGUNTAS ADICIONALES A CONSIDERAR

¿Cómo te sientes acerca de tu aspecto?

¿Concuerda con la realidad?

¿Qué tan importante es nuestra apariencia?

¿Crees que la gente en la televisión se parece a la gente que conocemos en la vida real?

¿Por qué preocuparse por ser una buena persona es más importante que preocuparse por nuestra apariencia?

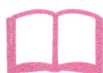

IMAGEN CORPORAL:

Los sentimientos de un individuo con respecto a su propio atractivo físico y sexualidad.

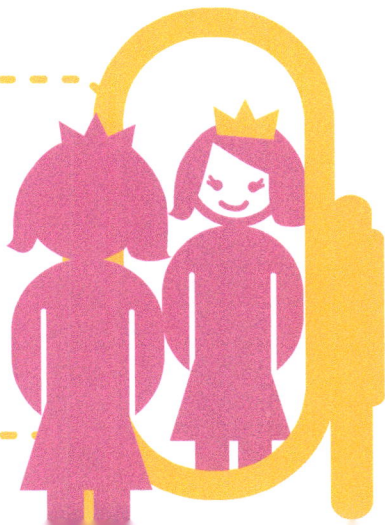

27.
AUTOESTIMA /
AUTO-VALOR

- UNA PERSONA QUE TIENE UNA AUTOESTIMA SANA SE COM PORTA DIFERENTEMENTE DE ALGUIEN QUE NO

- UNA PERSONA CON BUENA AUTOESTIMA NO HARÁ O PEDIRÁ A OTROS A HACER COSAS QUE LES HACEN SENTIRSE INCÓMODOS

- PIENSA EN LAS COSAS QUE TE HACEN ÚNICO

- TÚ VALES MÁS DE LO QUE TU CUERPO HACE

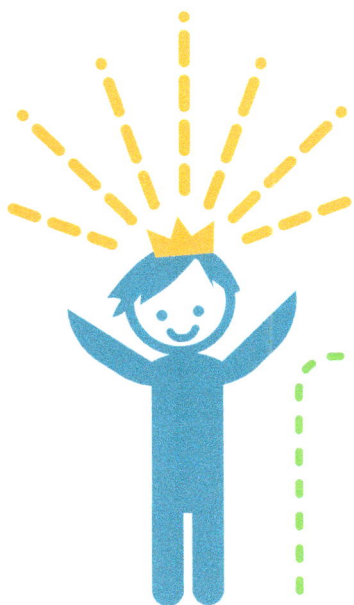

INICIE LA CONVERSACIÓN

Ayude a su hijo(a) a entender que su valor es aparte de la apariencia. Describa cómo una persona que no se siente bien acerca de sí mismo actúa (podría estar triste, molestar a otros, esconder su cuerpo, mostrar demasiado de su cuerpo para llamar la atención, etc.). Una persona con respeto propio se cuidará con orgullo y no hará nada intencionalmente para hacer que otros se sientan incómodos. Pregunte a su hijo(a) cómo él se siente sobre sí mismo. Recuerde a su hijo(a) que su cuerpo puede hacer muchísimas cosas asombrosas; la apariencia y el sexo son una parte muy pequeña de ello.

PREGUNTAS ADICIONALES A CONSIDERAR

¿Cómo podría una persona que se siente bien acerca de sí mismo actuar de manera diferente de alguien que no lo hace?

¿Dónde encuentras tu valor? ¿Por qué te amas a ti mismo?

28.
VERGÜENZA Y CULPA

- ALGUNAS PERSONAS PIEN SAN QUE EL SEXO ES ALGO MALO O SUCIO, ESTE ES UN TRISTE MITO

- ¿QUÉ SITUACIONES PODRÍAN CAUSAR VERGÜENZA SOBRE EL SEXO?

- LA AGRESIÓN SEXUAL PUEDE HACER QUE LA VÍCTIMA SE SIENTA AVERGONZADA Y CULPABLE, PERO UN ABUSO NUNCA ES CULPA DE LA VÍCTIMA

INICIE LA CONVERSACIÓN

Las relaciones sexuales son un acto íntimo y a menudo ocurren cuando la gente se encuentra desnuda lo que hace que se sientan vulnerable; tal vez por eso algunas personas se sienten culpables y avergonzadas. Discuta con su hijo(a) lo que es el sexo no consentido y la agresión sexual. Ayude a su hijo(a) a entender que el agresor debe sentirse mal al forzarlo a sí mismo a una persona que no quiere participar en un acto sexual, pero cualquier víctima NUNCA debe sentirse avergonzada. El sexo no es malo. Algunas personas se sienten avergonzadas por ello, por lo que hacen que otros se sientan culpables o avergonzados por ello también. El sexo es un acto normal y natural para los adultos.

PREGUNTAS ADICIONALES A CONSIDERAR

¿Qué puede ayudarle a tener una actitud positiva sobre el sexo?

¿Por qué algunas personas se sienten avergonzadas o culpables por el sexo?

¿Qué puedes hacer si te sientes culpable o avergonzado por algo que has hecho o visto?

VERGÜENZA: *El sentimiento de dolor que surge al saber que lo que he hemos hecho, o alguien más ha hecho, es deshonroso, impropio, ridículo, etc.*

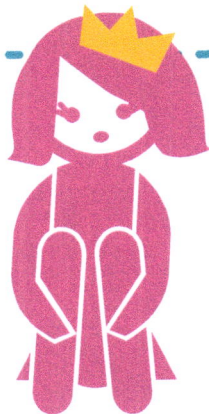

29.
EMBARAZO

- LA ESPERMA DEL HOMBRE FERTILIZA EL ÓVULO EN LA MUJER

- EL ÓVULO VIAJA DESDE LA TROMPA DE FALOPIO HASTA EL ÚTERO

- EL ÓVULO FERTILIZADO ES AHORA UN EMBRIÓN

- UN EMBARAZO COMPLETO DURA APROXIMADAMENTE 40 SEMANAS

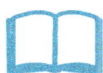

INICIE LA CONVERSACIÓN

Permita que su hijo(a) haga preguntas sobre la gestación mientras revisa los puntos importantes mencionados anteriormente. Durante el embarazo, el embrión o el feto crece y se desarrolla dentro del útero de una mujer.

PREGUNTAS ADICIONALES A CONSIDERAR

Repasemos el tema # 7, ¿recuerdas cómo una mujer queda embarazada?

¿Cuáles son los otros cambios físicos que le suceden al cuerpo de una mujer durante el embarazo?

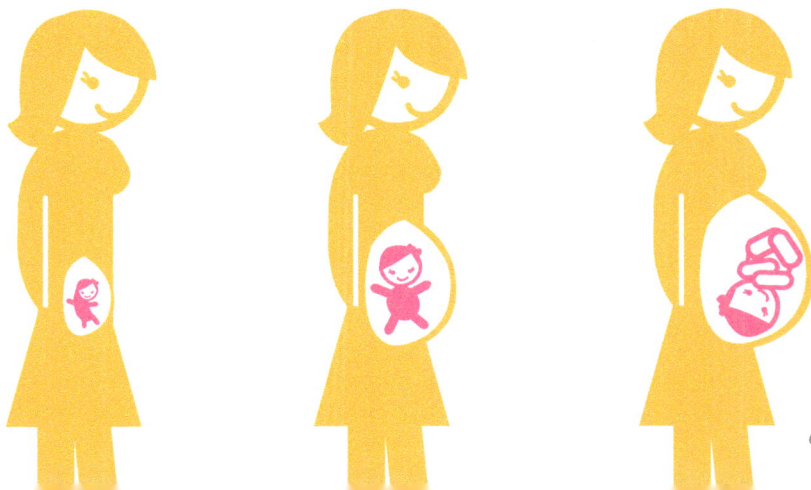

30.
LAS ETS E ITS

- HAY MUCHOS TIPOS DE ETS E ITS

- ALGUNAS ETS E ITS DURAN TODA LA VIDA

- LA PREVENCIÓN DE ESTAS INCLUYE LA ABSTINENCIA, SEGUIDA POR LA MONOGAMIA Y EL USO REGULAR DEL CONDÓN

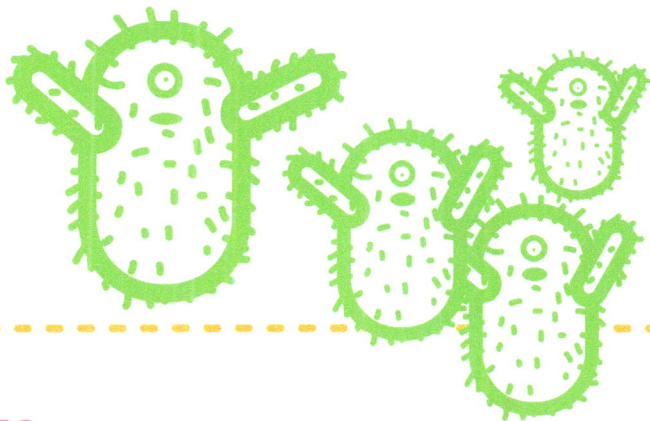

ETS: *Una abreviatura que se refiere a las enfermedades de transmisión sexual. Estas son enfermedades que son transmisibles a través de comportamientos sexuales, incluyendo el coito. Algunas de estas enfermedades también pueden transmitirse a través del contacto con la sangre.*

INICIE LA CONVERSACIÓN

Pregunte a su hijo(a) si ha oído hablar de SIDA, VIH, VPH, herpes, sífilis, hepatitis B o C, clamidia, piojos púbicos y / o gonorrea. Explique que estos son infecciones o enfermedades de transmisión sexual y que algunas de ellas son mortales. Otros no matarán pero permanecerán en el cuerpo para toda la vida. Hable sobre las formas de evitar las ITS y las ETS como: la abstinencia y el uso del condón. Muchas personas han comenzado la transición de usar el término de ETS a ITS en un esfuerzo por aclarar que no todas las infecciones de transmisión sexual se convierten en una enfermedad (diríjase al glosario para las definiciones).

PREGUNTAS ADICIONALES A CONSIDERAR

¿Cómo se propagan las enfermedades y las infecciones?

¿Cómo son las ETS y las ITS diferentes de resfriados, gripe, verrugas, piojos y otras enfermedades? Estas otras enfermedades se propagan a través del contacto humano y fluidos corporales, pero las ITS y las ETS se transmiten por contacto sexual con una persona infectada.

SI LE HA GUSTADO ESTE LIBRO, POR FAVOR COMPARTA SU OPINIÓN POSITIVA EN AMAZON.COM

Para excelentes recursos e información, síganos en nuestras redes sociales:

Facebook: www.facebook.com/educateempowerkids/espanol/
Twitter: @EduEmpowerKids
Pinterest: pinterest.com/educateempower/
Instagram: Eduempowerkids

Suscríbase a nuestra página para obtener ofertas exclusivas e información en:

www.educateempowerkids.org

REFERENCIAS Y RECURSOS

Fortaleciendo a su hijo(a)
30 Days to a Stronger Child, http://amzn.to/25t8I0J

Hablando con su hijo(a) sobre la pornografía
How to Talk to Your Kids About Pornography, http://amzn.to/ß1OjQKfA

Hilton, D., & Watts, C. (2011, February 21). Pornography addiction: A neuroscience perspective. Retrieved from http://www.ncbi.nlm.nih.gov/pmc/articles/PMC3050060/

Layden, M. (n.d.). Pornography and Violence: A New Look at Research. Retrieved from http://www.socialcostsofpornography.com/Layden_Pornography_and_Violence.pdf

Voon, V. et. al. (2014, July 11). Neural Correlates of Sexual Cue Reactivity in Individuals with and without Compulsive Sexual Behaviours. Retrieved from http://www.plosone.org/article/info%3Adoi%2F10.1371%2Fjournal.pone.0102419

Recursos sobre la cultura de violación
http://www.marshall.edu/wcenter/sexual-assault/rape-culture/

Recursos de la manipulación depredador-víctima
http://www.parenting.org/article/victim-grooming-protect-your-child-from-sexual-predators

Estudio "Slut-shaming" (avergonzando putas)
http://america.aljazeera.com/articles/2014/5/29/slut-shaming-study.html

Recursos sobre anticonceptivos
http://www.mayoclinic.org/healthy-living/birth-control/basics/birth-control-basics/hlv-20049454

Tasas del embarazo
http://www.hhs.gov/ash/oah/adolescent-health-topics/reproductive-health/teen-pregnancy/trends.html#.VBy66hB0ypo

Recursos para el embarazo
http://www.whattoexpect.com/what-to-expect/landing-page.
aspx

Recursos para ETS / ITS
http://www.womenshealth.gov/publications/our-publications/
fact-sheet/sexually-transmitted-infections.html

Tasas de ETS / ITS
http://www.cdc.gov/std/stats/STI-Estimates-Fact-Sheet-
Feb-2013.pdf

Recursos para la violencia domestica
http://www.justice.gov/ovw/domestic-violence

Recursos para la violencia domestica
http://www.thehotline.org/

Información sobre la masturbación y el uso de la pornografía
http://blogs.psychcentral.com/sex/2011/04/compulsive-mastur-
bation-and-porn/

**Creando estándares familiares sobre los medios de
comunicación**
http://bit.ly/1xwb1ri

Lección sobre alfabetización de los medios de comunicación
http://bit.ly/1iZjfnh

**Videos relacionados con los libros 30 Días de Charlas sobre
Sexo**
http://bit.ly/29zyVNW

GLOSARIO

Los siguientes términos se han incluido para ayudarte al preparar y mantener conversaciones con tus hijos sobre la sexualidad y la intimidad saludable. Las definiciones no son dirigidas para el niño; más bien, están destinadas a aclarar conceptos y términos para el adulto. Algunos términos pueden no ser apropiados para tu hijo(a), teniendo en cuenta su edad, circunstancias, o tu propia cultura y los valores familiares. Usa tu criterio para determinar qué terminología mejor satisface tus necesidades individuales.

Abstinencia: La práctica de no hacer o tener algo que se quiere o disfruta: la práctica de abstenerse de algo.

Abuso Doméstico / Violencia Doméstica: Un patrón de comportamiento abusivo en cualquier relación en el que se utilice por una de las parejas para ganar o mantener el poder y control sobre la otra pareja. Puede ser a través de acciones físicas, sexuales, emocionales, económicas, acciones psicológicas o amenazas que influyen en otra persona. (Definición del Departamento de Justicia)

Abuso Emocional: Una forma de abuso en la que otra persona es sometida a un comportamiento que puede resultar en un trauma psicológico.

Abuso Físico: El tratamiento físico indebido de otra persona o entidad diseñado para causar daño corporal, dolor, lesión u otro sufrimiento. El abuso físico se emplea a menudo para ganar injustamente poder u otro beneficio en una relación.

Abuso Psicológico: Una forma de abuso en la que una persona se somete a un comportamiento que puede resultar en un trauma psicológico. El abuso psicológico a menudo se produce dentro de las relaciones en las que existe un desequilibrio de poder.

Abuso Sexual: El uso sexual o el tratamiento indebido de otra persona o entidad, generalmente para ganar injustamente poder u otro beneficio en la relación. En los casos de abuso sexual, comportamientos sexuales no deseados son forzados sobre una persona por otra.

Abuso: El uso indebido o el maltrato de otra persona o entidad, a menudo para ganar injustamente poder u otro beneficio en una relación.

Acoso Sexual: El acoso implica insinuaciones sexuales no deseados o comentarios obscenos. El acoso sexual puede ser una forma de coerción sexual, así como una propuesta sexual no deseada, incluyendo la promesa de una recompensa a cambio de favores sexuales.

Afecto: Un sentimiento o un tipo de amor que supera la buena voluntad general.

Agresión Sexual: Un término usado a menudo en contextos legales que se refieren a la violencia sexual. La agresión sexual ocurre cuando hay cualquier contacto sexual no consentido o violencia. Los ejemplos incluyen violación, toqueteo, besos forzados, abuso sexual infantil, y la tortura sexual.

Alfabetización de los Medios: Las diferentes herramientas y competencias que se utilizan para ayudar a las personas en acercarse a los medios de comunicación (incluyendo la publicidad, la televisión, las revistas, los medios de comunicación social y otras formas de medios de comunicación) críticamente. Una aproximación crítica a los medios de comunicación se centra en el análisis y evaluación de los medios de comunicación en términos de su público objetivo, el mensaje y creador, así como tomar nota de las diversas formas en que los hechos, son manipulados, cambiados, o incluso descartados con el fin de promover una reacción o interpretación en particular.

Amigo: Alguien con quien una persona tiene una relación de afecto mutuo. Un amigo está más cerca que un asociado o conocido. Los amigos normalmente comparten emociones y características tales como el afecto, la empatía, la honestidad, la confianza y la compasión.

Amor: Una amplia gama de conexiones emocionales interpersonales, sentimientos y actitudes. Las formas comunes del amor incluyen el parentesco o el amor familiar, la amistad, el amor divino (como se demuestra mediante la adoración), y el amor sexual o romántico. En términos biológicos, el amor es la atracción y la unión que sirve para unir a los seres humanos y facilitan la continuidad social y sexual de las especies.

Amor Romántico: Una forma de amor que denota la intimidad y un fuerte deseo de conexión emocional con otra persona a la que uno está generalmente también atraído sexualmente.

Ano: La abertura externa del recto que comprende de dos esfínteres que controlan la salida de las heces del cuerpo.

Anticonceptivos: Un método, dispositivo o medicamento que funciona para prevenir el embarazo. Otro nombre para el control de la natalidad.

Apropiado: Adecuado, propio, o apto para un propósito en particular, una persona o una circunstancia.

Autodiálogo Positivo: Cualquier diálogo dirigida a uno mismo para el estímulo o motivación, tales como frases o mantras; también, una conversación interna con uno mismo, como un comentario continuo, lo que influye en la forma en que nos sentimos y nos comportamos.

Autoestima: La evaluación emocional general que un individuo hace de su propio valor. La autoestima es a la vez una reflexión de y una actitud hacia uno mismo. Generalmente, el término se utiliza para describir la confianza en el valor o las habilidades de uno mismo.

Bajo la Influencia: Estar físicamente afectada por el alcohol o las drogas.

Bisexual: La orientación sexual en el que uno se siente atraído por ambos hombres y mujeres.

Ciclo Menstrual: El óvulo es liberado de los ovarios a través de la trompa de Falopio hacia el útero. Cada mes, la sangre y los tejidos se acumulan en el útero. Cuando el óvulo no es fecundado, esta sangre y los tejidos no son necesarios y se desprenden del cuerpo a través de la vagina. El ciclo dura más o menos 28 días, pero puede variar. El tiempo del sangrado dura entre 2-7 días. Puede estar acompañada de cólicos, sensibilidad en los senos, y sensibilidad emocional.

Clamidia: Bacteria que causa o está asociada con varias enfermedades de los ojos y el tracto urogenital.

Clítoris: Un órgano sexual femenino visible en la unión delante de los labios menores por encima de la abertura de la uretra. El clítoris es la zona erógena más sensible de la mujer.

Consentimiento: Un acuerdo claro o permiso que permite algo o para hacer algo. El consentimiento debe darse libremente, no a la fuerza o a través de intimidación, y mientras la persona está totalmente consciente y con entendimiento de su situación actual.

Cultura de Violación: Una cultura en la que la violación es un fenómeno generalizado y hasta cierto punto normalizado debido a las actitudes culturales y sociales hacia el género y la sexualidad. Los comportamientos que favorecen la cultura de violación incluyen culpar a la víctima, la cosificación sexual, y la negación con respecto a la violencia sexual.

Curiosidad: El deseo de aprender o saber más acerca de algo o alguien.

Degradar: Tratar con desprecio o falta de respeto.

Depredador: Un depredador es técnicamente un organismo o un ser que caza y se alimenta de su presa. Un depredador sexual es alguien que pretende obtener contacto sexual a través de "cazar." El término se utiliza a menudo para describir los métodos engañosos y coercitivos utilizados por las personas que cometen delitos sexuales donde hay una víctima, como la violación o el abuso infantil.

Derogatorio(a): Un adjetivo que implica la crítica o la pérdida de respeto.

Desnudez: El estado de no usar ropa. Desnudez total denota una ausencia completa de prendas de vestir, mientras que la desnudez parcial es un término más ambiguo, que denota la presencia de una cantidad indeterminada de ropa.

Diafragma: Una barrera cervical anticonceptiva hecha de un látex suave o cúpula de silicona con un resorte moldeado en el borde. El resorte crea un sello contra las paredes de la vagina, evitando que el semen, incluyendo espermatozoides, entre a las trompas de Falopio.

Doble Estándar: Una regla o norma que se aplica de manera diferente e injustamente a una persona o grupos distintos de personas.

Embarazo: El término común usado para la gestación en los humanos. Durante el embarazo, el embrión o el feto crece y se desarrolla dentro del útero de una mujer.

Emisiones Nocturnas: Un orgasmo espontáneo que se produce durante el sueño. Las emisiones nocturnas pueden ocurrir tanto en los hombres (eyaculación) como en las mujeres (lubricación de la vagina). El término "sueño húmedo" se utiliza a menudo para describir las emisiones nocturnas de los hombres.

Epidídimo Hipertensión: Una condición que resulta de la excitación sexual prolongada en los hombre en los que la congestión de fluido en los testículos se produce, a menudo acompañada de dolor testicular. La condición es temporal. También se conoce como "bolas azules."

Erección Espontánea: Una erección del pene que se produce como una respuesta automática a una variedad de estímulos, algunos de los cuales es sexual y algunos de las cuales es fisiológico.

Erección: Durante una erección del pene, el pene se llena de sangre y engrandece debido a la dilatación de las arterias cavernosas (que corren a lo largo del pene) y posteriormente se congestiona el tejido corporal circundante con sangre.

Escroto: La bolsa de piel debajo del pene que contiene los testículos.

Espermatozoide: La célula reproductiva masculina, que consiste en una cabeza, parte intermedia y cola. La cabeza contiene el material genético, mientras que la cola se utiliza para propulsar el esperma mientras se desplaza hacia el óvulo.

Estereotipos de Género: Un pensamiento o conocimiento aplicado a hombres o mujeres (u otras identidades de género) que pueden, o no, corresponder con la realidad. "Los hombres no lloran" o "las mujeres son débiles" son ejemplos de estereotipos de género inexactos.

ETS: Una abreviatura que se refiere a las enfermedades de transmisión sexual. Estas son enfermedades que son transmisibles a través de comportamientos sexuales, incluyendo coito. Algunas de estas enfermedades también pueden transmitirse a través del contacto de sangre.

Excitación Femenina: Las respuestas fisiológicas al deseo sexual durante o en anticipación de la actividad sexual en las mujeres que incluyen la lubricación vaginal (humedad), la congestión de los genitales externos (clítoris y los labios), la ampliación de la vagina, y la dilatación de las pupilas.

Excitación: La respuesta física y emocional al deseo sexual durante o antes de la actividad sexual.

Explícito: Un adjetivo que significa que algo está claramente establecido, sin lugar a confusión o duda. Los materiales sexualmente explícitos, sin embargo, significa que el contenido contiene material sexual que puede ser considerado ofensivo o abiertamente gráfico.

Extorsión: Obtener algo a través de la fuerza o mediante amenazas.

Eyaculación Precoz: Cuando un hombre alcanza el orgasmo con regularidad, durante el cual el semen es expulsado del pene, antes o al minuto después de la iniciación de la actividad sexual.

Eyaculación: Cuando un hombre llega al orgasmo, durante el cual el semen es expulsado a través del pene.

Familia: Un grupo formado por padres y los niños que viven juntos en una casa. La definición de familia está en constante evolución, y cada persona puede definir la familia de una manera diferente para abarcar las relaciones que él o ella comparte con la gente en su vida. Con el tiempo la familia de uno cambiará a medida que cambia la vida y la importancia de los valores familiares y rituales se profundizan.

Fecundar: La unión exitosa entre un huevo (técnicamente conocido como el óvulo) y un espermatozoide, que normalmente se produce dentro de la segunda porción de la trompa de Falopio (conocido como la ampolla). El resultado de la fertilización es un cigoto (óvulo fecundado).

Gay: Una palabra usada para describir a las personas que se sienten atraídas sexualmente por miembros del mismo sexo. El término "lesbiana" es generalmente preferido cuando se habla de las mujeres que se sienten atraídas por otras mujeres. Originalmente, la palabra "gay" significa "sin preocupaciones"; su relación con la orientación sexual se desarrolló durante la segunda mitad del siglo 20.

Género: La masculinidad y la feminidad se diferencian a través de una gama de características conocidas como "género." Estas características pueden incluir el sexo biológico (por ser hombre o mujer), los roles sociales basadas en el sexo biológico, y la propia experiencia subjetiva y la comprensión de su propia identidad de género.

Gestación: El momento en que una persona o un animal se están desarrollando dentro de su madre antes de que nacer.

Gonorrea: Una inflamación contagiosa de la membrana mucosa genital causada por el gonococo.

Hepatitis B: Una enfermedad a veces mortal causada por un virus del ADN de doble cadena que tiende a persistir en el suero sanguíneo y se transmite sobre todo por el contacto con sangre infectada (como por transfusión o por compartir agujas contaminadas en el uso de drogas intravenosas ilícitas) o por contacto con otros fluidos corporales infectados, como el semen.

Hepatitis C: Causada por un virus del ARN de la familia Flaviviridae que tiende a persistir en el suero sanguíneo y generalmente se transmite por sangre infectada (como por inyección de una droga ilícita, transfusión de sangre, o la exposición a sangre o productos sanguíneos).

Herpes: Cualquiera de varias enfermedades inflamatorias de la piel causada por los virus del herpes y que se caracteriza por grupos de vesículas.

Hetero: Es un término coloqual para la heterosexualidad, una orientación sexual en el que uno se siente atraída por las personas del sexo opuesto (los hombres son atraídos por las mujeres, las mujeres son atraídas por los hombres).

Heterosexual: Orientación sexual en el que uno se siente atraído por las personas del sexo opuesto (los hombres son atraídos por las mujeres, las mujeres son atraídas por los hombres).

Himen: Una membrana que cierra parcialmente la abertura de la vagina y cuya presencia se toma tradicionalmente como una marca de la virginidad. Sin embargo, a menudo este se puede romper antes de que una mujer tenga relaciones sexuales simplemente por ser activa, y a veces no está presente en absoluto.

Híper-sexualizada: Exageración sexual; acentuar la sexualidad. A menudo se ve en los medios de comunicación.

Homosexual: Orientación sexual en el que uno se siente atraído por los miembros del mismo sexo (hombres son atraídos por los hombres, las mujeres se sienten atraídas por las mujeres).

Hostigamiento Sexual: Acoso agresivo y persistente, psicológico o físico, de una manera sexual.

Identificación Sexual: Cómo uno piensa de sí mismo en términos de con quién está románticamente o sexualmente atraído.

Imagen Corporal: Los sentimientos de un individuo con respecto a su propio atractivo físico y sexualidad. Estos sentimientos y opiniones son a menudo influidos por otras personas y los medios de comunicación.

Incómodo: Sentir o causar incomodidad o malestar; inquietante.

Instinto: Una inclinación inherente hacia un comportamiento particular. El comportamiento que se lleva a cabo sin que se base en la experiencia previa es instintivo.

Integridad Física: La creencia personal de que nuestro cuerpo, si bien es crucial para nuestra comprensión de lo que somos, no definen únicamente nuestro valor; el conocimiento de que nuestro cuerpo es el almacén de nuestra humanidad; y el sentido de que estimamos a nuestro cuerpo y que lo tratamos como tal.

Intimidad Emocional: Un aspecto de las relaciones que depende de la confianza y que se puede expresar de forma verbal y no verbal. La intimidad emocional muestra un grado de cercanía que supera a la que normalmente existen en las interacciones relacionales comunes.

Intimidad: En general, un sentimiento o forma de cercanía significativa. Hay cuatro tipos de intimidad: la intimidad física (proximidad sensual o tocar), la intimidad emocional (estrecha relación que resulta de la confianza y el amor), cognitiva o la intimidad intelectual (como resultado de intercambio honesto de pensamientos e ideas), y la intimidad de la experiencia (una conexión que ocurre mientras se está actuando en conjunto). La intimidad emocional y física se asocia a menudo con las relaciones sexuales, mientras que la intimidad intelectual y la experiencia no lo son.

ITS: Una abreviatura que se refiere a las infecciones de transmisión sexual. Estas son enfermedades que son transmisibles a través de comportamientos sexuales, incluyendo coito. Algunas de estas enfermedades también pueden transmitirse a través del contacto de sangre. No todo las ITS llegan a convertirse en a una enfermedad de transmisión sexual (ETS).

La Píldora: Un anticonceptivo oral para las mujeres que contienen las hormonas estrógeno y progesterona o progesterona sola, que inhibe la ovulación, la fecundación, o la implantación de un óvulo fertilizado, que causa infertilidad temporal. Las marcas comunes incluyen Ortho Tri-Cyclen, Yasmin, y Ortho-Novum.

Labia: Los pliegues interiores y exteriores de la vulva en ambos lados de la vagina.

Lesbiana: Una palabra usada para describir a las mujeres que se sienten atraídas sexualmente por otras mujeres.

Límites: Límites personales o pautas que un individuo crea con el fin de identificar claramente cuáles son los comportamientos razonables y seguros para que otros convivan alrededor de él o ella.

Manipulación: Preparar o entrenar a alguien para un propósito o actividad en particular. En el caso de los depredadores sexuales, es todo acto deliberado realizado por el delincuente para preparar a la víctima y / o la red de apoyo de la víctima que da facilidad a la ofensa sexual.

Masturbación: La auto estimulación de los genitales con el fin de producir la excitación sexual, el placer y el orgasmo.

Menospreciar: Causar una pérdida grave en la dignidad o el respeto a otra persona.

Método de Ritmo (Ogino-Knaus): Un método para evitar el embarazo mediante la restricción de las relaciones sexuales a los tiempos del ciclo menstrual de una mujer cuando la ovulación y la concepción son menos probable que ocurran. Debido a que puede ser difícil de predecir la ovulación y la abstinencia porque tiene que ser practicado hasta por diez días del ciclo menstrual de una mujer, la eficacia del método del ritmo es, en promedio, solo 75-87%, de acuerdo con http://www.webmd.com.

Misoginia: El odio, la aversión, hostilidad o repulsión hacia a las mujeres o niñas. La misoginia puede aparecer en un solo individuo, o también puede manifestarse en las tendencias culturales que atentan contra la autonomía y el valor de la mujer.

Monogamia en Serie: Un sistema de apareamiento en el que un hombre o una mujer sólo puede formar una relación de largo plazo y compromiso (como el matrimonio) con una pareja a la vez. En caso de que la relación se disuelva, el individuo puede pasar a formar otra relación, pero sólo después que la primera relación haya cesado.

Monogamia: Una relación en la que una persona tiene una pareja en un momento dado.

Movimiento Intestinal: También conocida como la defecación, un movimiento de intestino es el acto final de la digestión por el cual los residuos se eliminan del cuerpo a través del ano.

Niño(a): Una persona entre el nacimiento y crecimiento completo.

Orgasmo: Las contracciones musculares rítmicas en la región de la pelvis que se producen como resultado de la estimulación sexual, la excitación y actividad durante el ciclo de la respuesta sexual. Los orgasmos se caracterizan por una liberación repentina de tensión sexual acumulada y por el placer sexual resultante.

Orinar: El proceso mediante el cual se libera la orina desde la vejiga urinaria para viajar por la uretra y salir del cuerpo en el meato urinario.

Óvulo: La célula reproductora femenina, que, cuando fertilizado por el esperma en el útero, con el tiempo se convertirá en un bebé.

Pecho / Senos: Las mujeres desarrollan senos en su parte superior del torso durante la pubertad. Los senos contienen glándulas mamarias que crean la leche materna, la cual se utiliza para alimentar a los bebés.

Pene: El órgano externo sexual masculino formado por la base, el tronco, la corona y glande. El pene contiene la uretra, a través del cual la orina y el semen viajan para salir del cuerpo.

Percepción: Una forma de considerar, entender o interpretar algo; una impresión mental.

Período Menstrual: Una descarga de sangre, secreciones y restos de tejido del útero en periodos de aproximadamente un mes en las mujeres en edad reproductiva que no están embarazadas.

Periodo: El comienzo del ciclo menstrual.

Pezones: Tejido de estructura circular, algo cónica, en el pecho. La piel del pezón y su areola son a menudo de varios tonos más oscuros que del tejido mamario que lo rodea. En las mujeres, el pezón proporciona la leche materna para los bebés.

Piojos (púbicos): Anopluros que infestan la región púbica del cuerpo humano.

Pornografía: La representación de contenido sexual explícito con el propósito o la intención de provocar la excitación sexual. En ella, el sexo y los cuerpos son comercializados con el propósito de obtener una ganancia financiera. Puede ser creada en una variedad de contextos en los medios de comunicación, incluyendo videos, fotos, animaciones, libros y revistas. Su medio más rentable de distribución es a través del Internet. La industria que crea la pornografía es un negocio sofisticado, corporizado, y con un valor de mil millones de dólares.

Preservativo: Una fina capa de goma que un hombre usa para cubrirse el pene durante el acto sexual con el fin de impedir que una mujer quede embarazada o para prevenir la propagación de enfermedades.

Priapismo: El término técnico de una condición en la cual el pene erecto no vuelve a la flacidez en cuatro horas, a pesar de la ausencia de estimulación sexual física o psicológica.

Privado: Perteneciente a, o para el uso de un individuo específico. Privado y privacidad denotan un estado de estar solo o separado de otros, y de ser solitario, exclusivo, secreto, personal, oculto, y confidencial.

Pubertad: Un período o proceso a través del cual los niños llegan a la madurez sexual. Una vez que una persona ha llegado a la pubertad, su cuerpo es capaz de la reproducción sexual.

Público: Perteneciente a, o para el uso de todas las personas en una área específica, o de todas las personas en su conjunto. Algo que es público es común, compartido, colectivo, comunitario, y extendido.

Relación: El estado de estar conectado con otra persona o la forma en que dos personas se conectan.

Relaciones Sexuales: La actividad sexual, también conocido como el coito o la cópula, que se entiende frecuentemente como la inserción del pene en la vagina (sexo vaginal). Debe tenerse en cuenta que hay una amplia gama de diferentes actividades sexuales y que los límites que constituyen la relación sexual están siendo objeto de debate.

Rol de Género: El modelo de conducta masculina o femenina de un individuo que es definido por una cultura particular y que está determinado en gran medida por la crianza del niño.

Semen: El fluido reproductor masculino, el cual contiene espermatozoides en suspensión. El semen sale del pene a través de la eyaculación.

Sexo Anal: Una forma de relación sexual que por lo general consiste en la inserción y empuje del pene erecto en el ano o el recto para el placer sexual.

Sexo Oral: La actividad sexual que consiste en la estimulación de los genitales a través del uso de la boca de otra persona.

Sexo Sin Compromisos: Una forma de sexo casual en el que la actividad sexual se lleva a cabo fuera del contexto de una relación de compromiso. El sexo puede ser un evento de una sola vez o en un arreglo en curso; en cualquiera de los casos, la atención se centra generalmente en disfrutar de la actividad sexual física sin una implicación emocional o compromiso.
Sexo Vaginal: Una forma de relación sexual en la que el pene se inserta en la vagina.

Sexting: El envío o distribución de imágenes, mensajes o cualquier otro material sexualmente explícito a través de los teléfonos móviles.

Sexualidad Saludable: Tener la capacidad de expresar la sexualidad de forma que contribuyan positivamente a la propia autoestima y las relaciones personales. La sexualidad sana incluye el acercarse a las relaciones sexuales y las interacciones con acuerdo mutuo y dignidad. Incluye necesariamente el respeto mutuo y la falta de miedo, vergüenza o culpa, y nunca incluye la coacción o violencia.

SIDA: Una infección viral transmitida por la sangre o por transmisión sexual que causa la inmunodeficiencia.

Sífilis: Una enfermedad crónica, contagiosa, generalmente venérea y a menudo congénita, causada por una espiroqueta. Si esta enfermedad se deja sin tratar, se producirán chancros, erupciones y lesiones sistémicas en un curso clínico con tres etapas continuas.

Slut-shaming (avergonzando putas): El acto de criticar, atacar, o avergonzar a una mujer por su, real o presunta, actividad sexual o por comportarse de una manera que, en juicio de otra persona, se asocia con su actividad sexual, real o presunta.

Sueños Húmedos: Un término coloquial para las emisiones nocturnas. Una emisión nocturna es un orgasmo espontánea que ocurre durante el sueño. Las emisiones nocturnas pueden ocurrir tanto en los hombres (eyaculación) como en las mujeres (lubricación de la vagina).

Testículos: La gónada masculina, que se encuentra dentro del escroto debajo del pene. Los testículos son responsables de la producción de esperma y los andrógenos, principalmente testosterona.

Toqueteo de Prueba: Toques aparentemente inocentes por un depredador o delincuente, como una palmada en la espalda o un apretón en el brazo, que están destinados a normalizar a los niños a estar en contacto físico con el depredador. Quienes hacen uso de los toqueteos de prueba pueden progresar a tratar de estar a solas con el niño.

Transgénero: Una condición o estado en el que el sexo físico de una persona no coincide con la identidad de género. Una persona transgénero puede haber sido asignado un sexo al nacer sobre la base de sus genitales, pero siente que esta asignación es falsa o incompleta. También pueden ser alguien que no encajan en los roles de género convencionales, sino que combina o se desplaza entre ellos.

Uretra: El tubo que conecta la vejiga urinaria hasta el meato urinario (orificio a través del cual la orina sale del tubo de la uretra). En los hombres, la uretra corre por el pene y se abre en el extremo del pene. En las mujeres, la uretra es interno y se abre entre el clítoris y la vagina.

Útero: Un importante órgano sexual reproductivo en el cuerpo femenino. El útero se encuentra en la mitad inferior del torso, justo encima de la vagina. Es el sitio en que hijos son concebidos y en que se gestan durante el término del embarazo.

Vagina: Tubo muscular que va de los genitales externos a la cerviz del útero en las mujeres. Durante el coito, el pene puede introducirse en la vagina. Durante el parto, el bebé sale del útero a través de la vagina.

Vaginismo: Una condición médica en la que una mujer es incapaz de participar en cualquier tipo de penetración vaginal, incluyendo relaciones sexuales, el uso de tampones o copas menstruales, y de los exámenes ginecológicos, debido al dolor involuntario.

Vergüenza: El sentimiento de dolor que surge al saber que lo que he hemos hecho, o alguien más ha hecho, es deshonroso, impropio, ridículo, etc.

Víctima: Una persona que es dañada, perjudicada o matada como resultado de un accidente o delito.

VIH: Cualquiera de varios retrovirus y especialmente el VIH-1 que infectan y destruyen las células T ayudantes del sistema inmune que causa la gran reducción en sus números que es diagnóstico de SIDA.

Violación de Día: Una violación en el que el perpetrador tiene una relación que es, hasta cierto punto, romántica o potencialmente sexual con la víctima. El perpetrador utiliza la fuerza física, intimidación psicológica, o de las drogas o el alcohol para forzar a la víctima a tener relaciones sexuales, ya sea en contra de su voluntad o en un estado en el que no puede dar su consentimiento claro.

Violación: Un delito sexual en el que el perpetrador obliga a otra persona a tener relaciones sexuales contra su voluntad y sin su consentimiento. Violación a menudo se produce a través de la amenaza o la realidad de la violencia contra la víctima.

Virgen: Un hombre o mujer que nunca se ha involucrado en relaciones sexuales.

VPH: Virus del papiloma humano.

Vulva: Parte de los órganos sexuales femeninos que se encuentran en el exterior del cuerpo.

www.ingramcontent.com/pod-product-compliance
Lightning Source LLC
Chambersburg PA
CBHW041221030426

42336CB00024B/3411